JN268792

# 悲嘆とグリーフケア

*Grief care for family and nurses*

広瀬 寛子
Hirose Hiroko

戸田中央総合病院看護カウンセリング室

医学書院

〈著者略歴〉
**広瀬寛子**(ひろせひろこ)
1959年　金沢市に生まれる
1983年　千葉大学看護学部卒業．その後、石川県立中央病院勤務
1988年　千葉大学大学院看護学研究科(看護教育学専攻)修了
1991年　東京大学大学院医学系研究科(保健学専攻)修了，保健学博士
1991～1993年　東京大学医学部保健学科看護学教室助手
1993～1998年　東京都精神医学総合研究所医療看護研究部門主任研究員
1998年より戸田中央総合病院看護カウンセリング室ナース・カウンセラー
主な著書に『看護カウンセリング　第2版』(2003)『Q&A知っておきたい　モルヒネと緩和ケア質問箱101』(共著)(メディカルレビュー社，2004)『サポートグループの実践と展開』(共著)(金剛出版，2009)がある．


**悲嘆とグリーフケア**

発　行　2011年2月15日　第1版第1刷ⓒ
　　　　2022年5月1日　第1版第5刷
編　集　広瀬寛子
発行者　株式会社　医学書院
　　　　代表取締役　金原　俊
　　　　〒113-8719　東京都文京区本郷1-28-23
　　　　電話　03-3817-5600(社内案内)
印刷・製本　三美印刷

本書の複製権・翻訳権・上映権・譲渡権・貸与権・公衆送信権(送信可能化権を含む)は株式会社医学書院が保有します．

ISBN978-4-260-01216-4

本書を無断で複製する行為(複写，スキャン，デジタルデータ化など)は，「私的使用のための複製」など著作権法上の限られた例外を除き禁じられています．大学，病院，診療所，企業などにおいて，業務上使用する目的(診療，研究活動を含む)で上記の行為を行うことは，その使用範囲が内部的であっても，私的使用には該当せず，違法です．また私的使用に該当する場合であっても，代行業者等の第三者に依頼して上記の行為を行うことは違法となります．

JCOPY〈出版者著作権管理機構　委託出版物〉
本書の無断複製は著作権法上での例外を除き禁じられています．複製される場合は，そのつど事前に，出版者著作権管理機構(電話03-5244-5088，FAX 03-5244-5089，info@jcopy.or.jp)の許諾を得てください．

# 序

「どうして若い夫が先に逝っちゃったの！」「死別を受け入れるってどういうことなのか教えてほしい！」「運命ってなんですか！」。
　30代の女性がサポートグループに初めて参加したときの叫びです。彼女はこの後、不意に嗚咽した自分自身に戸惑っていました。そんな彼女に、奥様を亡くして彼女より1年も前から参加していた90歳の男性が、こんなふうに語りかけたのです。
　「泣いて涙を流すことが仏に対する供養。ここは泣いていいところ。私もたくさん泣かせてもらった」。
　これは、私が1999年から行っている、がんで家族を亡くした人たちのためのサポートグループでの光景です。

◎

　私は、ナース・カウンセラーとして、主に緩和医療の領域で、患者や家族、遺族、そして看護師の個人カウンセリングとサポートグループに長年携わってきました。
　WHOは緩和ケアの定義の中で、遺族ケアの重要性を謳っています。わが国の緩和ケア関連の学会では、グリーフケアが必ず取り上げられるようになってきました。遺族調査も盛んに行われています。一方、がん患者のサポートグループは随分浸透してきましたが、遺族ケアの実践はまだまだこれからといった感があります。そんな中で、遺族のためのサポートグループを11年間継続していることは、自負できることだと思っています。
　本書は、家族、遺族、そして看護師自身のためのグリーフケアをまとめた本ですが、遺族のサポートグループを始めたいと思っている方にとっては方法論を学ぶことができる本です。私たちのサポートグループは1つのやり方にすぎません。これをたたき台として、皆さんのサポートグループを始めてほしいと思います。そこまで構造的にグループを立ち上げられ

ないけれど、遺族会ならやってみたいという方も、最低限必要なエッセンスを学ぶことができるでしょう。あるいはまた、遺族ケアまで手が回らないという方にとっても、遺族の語りから患者や家族の思いを知ることができ、それによって患者や家族のケアが変化するはずです。

　大切な人を亡くした遺族が回復していく姿はとても感動的です。ここでいう回復とは、元の状態に戻るという意味ではありません。新しい環境に適応していくことであり、死別体験をきっかけに人間的に成長していくことも含んでいます。"recovery"ではなく、"adaptation"なのです。また、resilienceは、昨今「レジリエンス」という言葉でさまざまな領域で聞かれるようになりました。レジリエンスとは、厳しい状況にあっても人間がもつ内的力によってその状況を跳ね返して適応し、立ち直れる力であり、その過程です。悲嘆をマイナスととらえるのではなく、人間的成長の契機として意味づける言葉です。

　本書で「回復」という言葉が出てくる場合は、上述の意味で用いていることをご理解ください。

　また、死別ケア（bereavement care）は海外では最も一般的な用語のようですが、本書では看護師が経験する悲嘆へのケアも含めますので、死別ケアも含むグリーフケアという用語を用いたいと思います。

◎

　ところで、私たち自身はどうやってグリーフケアをしているのでしょう？　それどころか、自分たちにグリーフケアが必要なことを認識している看護師はどれだけいるでしょう？

　患者が亡くなることは私たちにとっても喪失です。深くかかわることができた患者との別れは、深い悲しみを引き起こします。一方、患者とうまくコミュニケーションを取れなかったり、理不尽に怒りをぶつけられたり、患者が苦しんで亡くなったりした場合、その別れは私たちに複雑な悲しみを残します。そのほうが傷つきは深く、立ち直るまでに時間がかかるでしょう。

　自分たちの悲嘆を語り合う場を持っていますか？　日常の忙しさに追われ、次の患者のケアで頭がいっぱいになり、自分の身体の隅に悲嘆を押し込めていないでしょうか？「プロなんだから、いちいち悲しんでなんかい

られない」と、自分の感情を置き去りにしていませんか？　デスカンファレンスでは自分たちの感情を共有できているでしょうか？「カンファレンスで個人的感情を出すなんてプロじゃない」と思っていませんか？

　かつて看護部の研修で遺族のグループについて話したとき、「聞いているだけで涙が出てきた。どうやって我慢しているのですか？」と言われて、驚いたことがあります。研修に参加した看護師の中にも、涙が出そうになって困ったという人がいます。看護師は泣いてはいけないと思っているのです。本当にそうでしょうか？　涙を流すことは悲しみを流すことだと言われます。泣くことが悲しみからの回復に通じるのです。

◎

　私は、もともとグループ療法が好きです。大学時代にエンカウンターグループと出会い、それ以降ずっと携わってきました。患者や家族、遺族、それから医療者に対しても、個人カウンセリングが私の仕事の大部分を占めています。それでも、本来はグループアプローチのほうが好きです。私のサポートグループの実践には、エンカウンターグループの精神が生きています。つまり、メンバーの主体性を尊重し、ゴールを決めるのはあくまでメンバー1人ひとりであるという人間への信頼に基づくグループです。どんなグループでも、それは繋がりの回復のために支え合うことだと思っています。

　このような考えから本書では、グリーフケアとサポートグループ、そして、遺族のグリーフケアと看護師のグリーフケアとが織りなす物語を記述してみたいと思います。

◎

　本書の構成は以下のとおりです。

　まず、私がなぜグリーフケアを行うことになったのかという、私自身のグリーフ体験について述べます。私はこれまで研究にしろ、臨床にしろ、現象学的アプローチの姿勢を大切にしてきました。それは、人間と直接かかわることを生業とする専門家にとって、自分自身の在りようを不問に付すことはできないと考えるからです。これは、拙著『看護カウンセリング』の初版と同じ手法です。

　第Ⅰ部では、家族・遺族のためのグリーフケアについて論じます。

第1章では、家族・遺族の語りを記述して、家族・遺族の心理にアプローチしたいと思います。家族・遺族の声を聴くだけでも、患者や家族へのケアは変化するでしょう。

　第2章では、グリーフケアの理論と現状について語りたいと思います。本書は、グリーフケアの理論や研究について詳しく解説するものではありません。あくまでも看護にとってのグリーフケアの重要性を理解してもらうことがねらいです。

　第3章では、悲嘆を経験している家族・遺族へのケアについて論じます。日々のケアの中で、こんなときどうやって声をかければいいのかと悩んでいる読者に、かかわりのヒントを与えられることを願っています。

　第Ⅱ部では、グリーフケアの方法の1つである遺族のためのサポートグループについて論じます。

　第1章では、まず、グループアプローチのいくつかの方法について説明します。グループアプローチとはさまざまなグループ療法の総称です。私は、がん患者の短期型サポートグループと継続的サポートグループの実践を経て、現在は遺族のためのサポートグループを運営しています。そのように長年、エンカウンターグループや医療におけるサポートグループに従事してきた経験から、私なりのグループアプローチ観について述べたいと思います。

　第2章では、グリーフケア領域のグループアプローチのレビューを行います。

　第3章では、私が実践してきた遺族のためのサポートグループの方法について述べます。この方法を参考にして、皆さんのサポートグループを築いていただけると嬉しいです。

　第4章では、グループアプローチを経験したことがないし、構造的なサポートグループを行うには時間もスキルもない、スタッフも揃えられない、でも、遺族のためのサポートグループを始めたい、あるいはとにかく遺族が集まる場を提供したいと考えている人のために、これだけは抑えておいてほしいという要点をまとめました。

　第5章では、遺族のためのサポートグループの事例を記述したいと思います。遺族のためのサポートグループは、1999年から私が力を注いで

きた活動です。遺族に対していくらか役に立ったという思いがありますし、私自身も支えられてきた活動です。遺族がサポートグループの中で再生し、成長していく物語を記してみたいと思います。

第Ⅲ部では視点を変えて、看護師自身のためのグリーフケアについて論じます。本書では、患者が亡くなった後の看護師のケアという狭義の意味でのグリーフケアについてのみ記すものではありません。むしろ、看護師の悲嘆の背景にある、患者・家族とのかかわりのなかで生じたさまざまな感情や傷つきに焦点を当てます。

第1章では、看護師が自身のグリーフケアを無視してきた背景について記述し、なぜ、いま、看護師自身のグリーフケアが必要なのかについて論じたいと思います。自分自身の臨床をふり返り、あなたの傷つきを受け止めてあげてください。

第2章では、看護師の感情が揺さぶられる患者・家族への対応について論じたいと思います。私自身の経験が元になっていますが、皆さんの日々の経験と通じるはずです。あなたの今後の患者・家族へのケアに役立ててほしいと思っています。

第3章では、看護師をサポートする方法について論じます。看護師を支える方法として、いわゆるサポートグループはもちろん、仲間との支え合いや日々のカンファレンスなど、身近なものを活用する方法について述べてみます。

◎

本書の特徴は、私が経験した事例の記述です。私自身が臨床に身を置き、日々、正解のない現実の中で悩みながら、患者や家族、遺族、医療者とかかわってきました。遺族のサポートグループも、試行錯誤で私が悩みながら行ってきた1グループの記述に過ぎません。そういう意味では随分偏りもあるでしょう。でも、臨床の中で自分自身がどう感じてきたかを率直に記述することで、見えてくる真実があると思っています。私の経験からの記述なので、私が記述できることは、がん患者の家族とその遺族のグリーフケアです。救急医療の場における心筋梗塞などの突然死、あるいは犯罪や事故、災害など予期されない暴力的な死によって引き起こされる悲嘆と、そのケアについては記述できません。そのような場で働く人たち

が求める内容には答えられませんが、それでもヒントになるものは見つけてもらえるのではないかと思います。

　なお、事例の記述は、当事者のプライバシーを保護することに留意し、その背景については必要最小限度の記述にとどめ、事例の本質を損なわない程度に事実には変更が加えられています。名前は仮名です。遺族のためのサポートグループに関しては、参加者から研究および研究成果の発表の承諾を得ています。

　本書では、「〜すべき」という結論は残念ながら提示できません。正解のない、答えの出ない現実から逃げずに、ああでもない、こうでもないと苦しみ続ける、そこに居続けることに意味があると思っています。第三者の立場ではない、現場でまさに巻き込まれ、揺さぶられている私にしか書けないものがあるはずだと思うのです。スッキリした回答を読者は求めているかもしれません。そのほうが確かに楽になります。でも一方で、誰もがスッキリした回答なんてないこともわかっているのではないでしょうか。同じ悩みを持っている私が読者とは別の立場から記述することで、きっと得られるものがあると信じています。読みながら、あなた自身がケアされることを願っています。

◎

　サポートグループは1人ではできません。これだけ長く続けることができたのは仲間がいてくれたからです。田上美千佳さんと一鐵時江さん、柏祐子さんには立ち上げのときに随分お世話になり、一緒にグループを運営してもらいました。現在は、看護カウンセリング室の野村喜三枝さんが一緒に運営してくれていて、看護師の颯田優子さんも自分の休みを使って手伝ってくれています。多くの大学院生の方々からも刺激を与えてもらいました。

　遺族のサポートグループの企画を病院として受け入れてくれたのは、戸田中央医科グループ会長の中村隆俊先生と戸田中央総合病院理事長の中村毅先生です。戸田中央総合病院院長の原田容治先生は、現在の私の活動を支えてくれています。看護部は研修としてこのグループを位置づけてくれています。

　さまざまな研修等で看護師さんたちの語りを聴かせてもらったことも、

本書を書くヒントになりました。

　サポートグループを運営できるのはエンカウンターグループとの出会いがあったからであり、その世界を私に教えてくれた見藤隆子先生には心から感謝しています。看護カウンセリングの活動同様、見藤先生との出会いがなければ、いまの私はなかったといっても過言ではありません。

　また、東洋大学教授で精神科医の白石弘巳先生には、あるシンポジウムで発表した際、後にグループの本質のプロセスを考えるヒントとなるような貴重なコメントを寄せていただきました。

　医学書院の編集担当、石塚純一さんは私の実践をより理解するために、遺族のためのサポートグループにオブザーバーとして参加するほどの熱意のある方です。制作部の富岡信貴さんはより読者にわかりやすい本になるように、細やかに校正を手伝ってくれました。石塚さんの上司の白石正明さんも陰で支えてくれました。

　そして、多くの患者さんと家族、遺族、職場の方々、私をこれまで支え、育てて下さった恩師、友人たち、家族に心から感謝します。お一人お一人のお名前を挙げることを割愛することはとても心苦しいのですが、私の中ではそのお一人お一人がしっかり刻まれています。

　本書を、私が出会ったいまは亡き人たちと、私の中に生き続ける父と母に捧げます。

2011 年新春

広瀬寛子

● 目 次

私の個人的悲嘆体験を語る
グリーフケアにかかわることになったわけ ——— 1

**第Ⅰ部** 家族・遺族のためのグリーフケア ——— 19

第1章　遺族の語り ——— 21
　　　1．遺族になってからの思い ——— 21
　　　2．患者を看病していたときの思い ——— 26
　　　3．家族・遺族が傷つけられる言葉 ——— 32

第2章　グリーフケアの理論と現状 ——— 34
　　　1．いまなぜ遺族のグリーフケアが注目されるのか ——— 34
　　　2．グリーフケアとは何か ——— 37

第3章　悲嘆にある家族・遺族への対応 ——— 47
　　　1．家族の不安に答える ——— 47
　　　2．死後の患者のケア ——— 47
　　　3．子どもをもつ人へのアドバイス ——— 48
　　　4．グリーフケアのポイント ——— 52
　　　5．悲嘆のアセスメント ——— 62

**第Ⅱ部** 遺族のためのサポートグループ ——— 65

第1章　繋がりを回復するグループアプローチ ——— 67
　　　1．さまざまなグループアプローチ ——— 67
　　　2．グループアプローチの本質 ——— 72

第2章　遺族を対象としたグループアプローチのレビュー ——— 75
　　　1．家族を対象としたグループアプローチ ——— 75
　　　2．遺族を対象としたグループアプローチ ——— 76

## 第3章　遺族のためのサポートグループの方法と注意点 —— 79

1. 対象者 —— 80
2. スクリーニング —— 80
3. 案内の方法 —— 80
4. グループの形態 —— 82
5. 料金 —— 84
6. スタッフ —— 84
7. 会場とセッティング —— 85
8. オリエンテーション —— 85
9. スケジュール —— 86
10. プログラムの内容 —— 86
11. スタッフのスケジュールの流れ —— 89
12. データ収集 —— 90
13. 難しい場面におけるファシリテーション —— 91
14. OB会 —— 92
15. ファシリテーターの基本姿勢 —— 93

## 第4章　遺族のためのサポートグループを始めたいと思ったとき — 97

1. 場を提供する —— 97
2. 看護師がいること —— 98
3. ルールを作る —— 98
4. 看護師も泣いていい —— 99
5. ふり返りの時間をもつ —— 99
6. 困ったら専門家に相談する —— 100
7. グループの中での大切な姿勢を押さえておく —— 100

## 第5章　遺族のためのサポートグループの中での語り —— 102

1. サポートグループにおける参加者のさまざまな体験 —— 102
2. 語ることによる悲嘆からの回復過程 —— 127
3. 若くして夫を亡くした女性の悲嘆からの回復過程 —— 131

## 第Ⅲ部　看護師自身のためのグリーフケア ——— 147

### 第1章　看護師のグリーフケアが必要なわけ ——— 149
1. 看護師の悲嘆を扱えない風土 ——— 149
2. なぜ語ることが重要なのか ——— 150
3. 患者・家族から注ぎ込まれた感情を包み込む容器になること ——— 151
4. 感情労働としての看護 ——— 152
5. 死にゆく患者への複雑な感情 ——— 153
6. 自分の感情を認めること：自己一致 ——— 155
7. 支え合うこと ——— 156

### 第2章　看護師の感情が揺さぶられる患者・家族への対応 ——— 158
1. "死にたい" と言われるとき ——— 158
2. 自分が入り込んでしまうとき ——— 168
3. コミュニケーションが難しい人たちとかかわるとき ——— 173
4. 看護師が二分されるとき ——— 184
5. 暴力を振るわれるとき ——— 186
6. 患者が自殺したとき ——— 188

### 第3章　看護師をサポートする方法 ——— 191
1. 遺族のためのサポートグループ ——— 191
2. 緩和ケアにかかわる人のためのエンカウンターグループ ——— 194
3. 事例検討 ——— 196
4. デスカンファレンス ——— 201
5. 自己一致の方法 ——— 205
6. 看護師のためのセルフサポート ——— 210
7. ナースステーションでの愚痴 ——— 215

あとがき ——— 217
資　料 ——— 221
文　献 ——— 233
索　引 ——— 239

装丁・本文デザイン／笠原直樹
カバーフォト　©Andrii Pokaz-Fotolia.com

> 私の個人的悲嘆体験を語る

# グリーフケアに
# かかわることになったわけ

私は長年看護カウンセリングを実践してきたが、やがて私の仕事はグリーフケアにまで拡大されていった。そこには私自身の喪失体験が深く影響していたと思われる。本章では、私がどうしてグリーフケアにかかわるようになったのかを明らかにするために、個人的悲嘆体験を語る。

## 1.　遺族のためのサポートグループの誕生

　私が遺族のためのサポートグループを始めたのは、1998年に戸田中央総合病院看護カウンセリング室を立ち上げて1年が経ったときだった。東京都精神医学総合研究所にいた頃は、がん患者のためのサポートグループが研究テーマだったので、当然、それを継続したいという思いがあった。しかし、スタッフが私1人だったので、個人カウンセリングに加えて、がん患者のグループに家族のグループ、遺族のグループとすべて行うことは不可能だった。そこで、いま、自分は誰にケアができていないかを考えてみた。答えは遺族だった。患者や家族には病院で会うことができる。しかし、遺族の場合は、患者が亡くなった後、病院に挨拶に来てくれる人もいるが、ほとんどが一度切りだ。その後、どうやって生活しているのか気になる家族もいた。それで、遺族のグループをやってみようと思った。
　遺族のためのサポートグループを当病院での活動として認めてもらうために、まず研究として行うことから始めた。数ケ所の財団の研究助成金を得て、もう1人のファシリテーターを研究費で雇った。3年間の研究成果を病院側に提出し、当病院の正式な活動として認めてほしいことと、そのために非常勤のカウンセラーを雇ってほしいことを交渉した。会長はじめ、院長、事務長の前で、プレゼンテーションを緊張して行ったことが懐かしく思い出される。雇用が決まったカウンセラーは、看護カウンセリング室の非常勤として患者・家族のカウンセリングも行うようになった。現在は常勤カウンセラーが2名になり、遺族のためのサポートグループが看護部の研修として位置づけられ、看護師が参加してくれるようになった。さらに、大学院生が研修として参加してくれることもある。1年近

く、参加者がいなくて休業状態が続いたこともあったが、なんとか現在まで続けてきた。

　もう1つ、遺族のグループを始めたきっかけがある。それは、故西川孝戒先生がおっしゃった言葉だった。当時、副院長だった西川先生は、「遺族のケアも必要だよ」とおっしゃっていた。遺族のサポートグループの研究助成金を得るために申請書を書いていたとき、西川先生が亡くなった。私は西川先生を心から尊敬していた。私の身体を何かと労ってくれた西川先生が、実は自分の大病を隠していたとは思いもしなかった。どうして他人のことばかり心配して自分の身体は大事にしてくれなかったのかと、まだ入職して1年も経たないうちに突然逝ってしまったこともあり、悲しみはよりいっそう深くなった。

　いま、ふり返ってみると、遺族のためのサポートグループは、私自身の喪失から始まったものなのだと改めて実感した。それは実は、西川先生の死だけではなかった。

## 2.　母の死

　母は緊急で装着された人工呼吸器をはずされた。はずされたというより、ベッドを移動させながら、呼吸器がはずれたといったほうがいい。さっきまで温かかった母の身体はみるみるどうしようもなく冷たくなり、顔は紫色に変化していった。母が死んだ。私は涙を流すだけで、お母さん！　と叫ぶことも、身体を揺することもできなかった。声が出なかった。1986年9月のことだった。

　1981年3月。母は直腸に異常があると告げられた。病院の帰り道、2人は無言だった。家に着いた途端、抱き合って泣いた。母は、「寛子を置いて死ねない。寛子のために頑張る」と言った。一方で、「もしお母さんが死んでも大学だけは続けなさい」と言った。その頃、私の病状はステロイドを使っても安定せず、休学を繰り返し、数ヶ月前に退院したばかりだった。

　母は自分ががんだとわかっていたと思う。けれども母にはがんだとは告

げられなかった。そんな時代だった。手術の後遺症で排泄障害に苦しみながらも、静かに時は過ぎていった。

◎

　1986年。手術して5年が経っていた。5年は患者にとっても家族にとっても特別な数字だ。これでもうがんの再発に怯えなくてもいいと誰もが安心したときだった。肺に転移が見つかった。定期的に通院していた病院でではなく、市の検診で見つかった。大学院に進学したばかりで千葉にいた私が帰省すると、母は「戻ってこなくてよかったのに」と泣いた。母は「絶対にお母さんのために帰ってこないで。泣く暇があったら寝ること」という手紙を寄こしていたのだった。
　7月3日、手術を受けた。背中の激痛が治ると信じて受けた手術だったのに、痛みは治まらないどころか、麻痺が生じて二度と立てない身体になってしまった。術後、頑張って立ちなさいと何度も看護師が母を立たせようとした。母は脂汗を流していた。胸椎への転移がわかるまで、随分時間がかかった。
　自分の足がどこにあるのかもわからず、死にたい、死にたいと泣いていた。「こんな身体の者に限って長生きするのよね」と。この5年間長生きできないと怯えていた母が、逆にこんな姿のまま生きなければいけないことに涙していた。何度本当のことを話そうとしたかしれない。でも、医療者は「本人には言わないことになっている」と言った。それが当時の常識だった。母は、激しい痛みにも耐えた。それも当時の常識だった。一度だけ、たまらなくなって母の前で泣き出したことがある。母は黙って私を見ていた。
　母はとても我慢強い人だった。わがまま1つ言わなかった。つらいリハビリも一生懸命だった。でも、あのリハビリはなんの意味があったのだろう。身体を拘束しての起立訓練やバーベルを持ち上げることになんの意味があったのだろう。母にとっては拷問に近かった。母は惨めだと言っていた。

◎

　亡くなる10日くらい前から1週間だけ、管だらけの身体で母は家に帰ってきた。「家に帰れば元気になるから。ご飯一杯食べるから。だから

家に帰りたい」。母の初めてのわがままだった。介護ベッドを選んでいるときは本当に嬉しそうだった。入院して以来初めての笑顔だった。それなのに退院当日、母は「帰りたくない」と言い出し、涙を流した。なんの涙なの？　と尋ねると、「複雑な涙」と答えた。病院では全く食欲がなかったのに、家では美味しいと言ってくれた。でも、ご飯を一杯食べることはできなかった。箸を口元に持っていくことができず、食べても誤嚥し、2口、3口がやっとだった。もうやめようか、と私。母がぽつりと「カレーが食べたかったのに」。退院して翌日の朝、激しく誤嚥した。退院前から異変に気づいていたのは私だけだったが、その不安は的中した。脳転移だった。

　2度目の激しい誤嚥を起こして、救急車で病院に戻ってきた。それが医師との約束だったから。在宅用の吸引機でも貸してもらっていたら家にいられたのではないかと、いまだったら思うが……。

　私は麻痺した母の身体を完璧なまでにケアしたと思う。だから下肢の外顆が赤くなっているのを見つけ、看護師から褥瘡だと言われたとき、愕然とした。嫌な予感がした。長生きすることを恐れていた母が突然、「もう駄目みたい。もうすぐ迎えが来る。みんなのところへ行く……ありがとうって言っておいて。もう誰にも会いたくない。寛子と……綺麗……」と、呂律の回らなくなった口で一生懸命喋り始めた。たまらなくなって涙を流した私に、目を閉じていたはずの母が「泣いているの？　泣かないで」と、穏やかな声で言った。その頃意識が朦朧とすることが多かったのに、そのときはとても鮮明だった。一番何も知らないはずの母が、医師よりも私よりもずっと自分のことをわかっていた。それは亡くなる2日前のことだった。

　母が初めて夜中に寝かせてくれなかった。いま思えばせん妄だったのだろう。こういう状態がこれから続くのだろうかと不安になった。初めて、いやだという気持ちが起こった。母に対してそう思ってしまったことが後悔の1つとなった。亡くなる前日のことだった。

◎

　主治医から、予後は1ヶ月だが、小脳への転移が脳幹部を圧迫して呼吸停止がいつ起こるかわからないと言われた。私は挿管しないでほしいと

訴えた。主治医は受け入れてくれたが、家族が集まるまでもたせるために何かしなければならないと言った。そんな時代だった。

夜10時。突然、そのときが来た。当直医が来て、「挿管だ！」と叫んだ。挿管だけは絶対に嫌だと思っていたのに、あのときの私の気持ちは違っていた。正直に言う。挿管することに疑問を感じていなかった。私は冷静で泣いていなかった。当直医に母の病態を説明し、突然呼吸が止まるかもしれないと言われていること、今日からグリセオールを使い始めたばかりだということを説明していた。急いで自分の布団を片づけ、トイレで服を着替えて、家に電話した。感情が麻痺していたのだろう。主治医が到着して、初めて涙が溢れてきた。

看護師は無言でモニターをみて、熱と血圧を測り、尿量をチェックしていった。それだけだった。なんの意味があるのだろう。母は機械のお陰で規則的に呼吸をしていた。家族が呼ばれて、呼吸器をはずすことになった。2度目の死だ。手術からちょうど2ヶ月目だった。

看護師の身体の拭き方は機械的で、こんなことなら私1人でやらせてもらいたかったと思った。家に帰って、母に言われたとおり化粧をした。見違えるほど美しく安らかな顔になった。私は母から一時も離れなかった。東京から駆けつけた兄の顔を見たとき、私は初めてぽつりぽつりと話し始めた。口を利いたのは久しぶりだったような気がする。

人が死ぬということは、なぜこんなに別れがたくさんあるのだろう。呼吸が止まったとき。レスピレーターがはずされたとき。一度つけたレスピレーターをはずすということがどんなに残酷なことか、素人でない私でさえ心を引き裂かれる思いだった。納棺のとき。霊柩車に乗せられたとき。そのたびに母が私から離れていくようだった。母が荼毘に付されるとき。最後のチャンスだから目を開けて！　じゃないと燃やされちゃうよ！と、心の中で叫んでいた。真剣だった。「離れてください」という非情な声とともに、母の顔が見えなくなった。気がついたら、手を差し伸べて母を追っていこうとしていた。兄に抱き寄せられた。兄の胸で初めて声をあげて泣いた。

肺の転移を病院で見つけてくれていたら……、もっと早く頭のCTを頼んでいたら……、もっと早く脳転移の治療ができていたら……。すべてが

後手後手だった。病院を訴えてやると怒っている父を見るのもつらかった。後悔だらけだった。母が病気になったのは私のせいではないかとも思っている。私の病気のせいでずっと心労を与えてきたから。そしてこの私が挿管を許してしまった。母は嫌だったに違いないのに。一番後悔していることだ。

◎

 悲しみはなんの前触れもなく、不意に私を襲った。胸をえぐられる思いだった。街角で親子の楽しそうな姿が目についた。年老いた人を見ると羨ましかった。車椅子に乗っている老人を見ると羨ましかった。私にとって一番大切な人を亡くしてしまって、生きていく支えがなくなった。それでも生きていかなければいけない。「寛子なら立ち直ってくれると思うから」。そう言った母の声がつらく残っていた。

 でも、実は私以上に悲嘆にくれている人がいた。父だった。葬儀のときは忙しそうに仕切っていたが、時折、母のそばに来て号泣していた。私と母の長電話をいつも怒っていた父が、日曜日の朝、決まって電話をかけてくるようになった。愚痴ばかりだった。時に、私だってつらいのよ、お父さん、しっかりしてよ、そういう気持ちにもなった。でも、1人の生活はどんなに惨めだったろう。遺族のためのサポートグループを運営するようになって、ようやく気づいた。私より父のほうがずっとつらかったはずだと。

## 3. ピッキング事件

 2001年2月。ピッキングの被害に遭ってしまった。ある夜、家に帰ってきて、鍵を開けたつもりが鍵が閉まってしまう。もう一度鍵を開けて家の中に入ると、そこら中のドアが開いていて、明かりがついたままになっている。一瞬、思考が止まる。家中が踏み荒らされていた。現実のこととは思えない。それから悪夢のような日々が始まった。ピッキングの被害に、警察による二次被害も加わった。喪失と悲しみ、これから何が起こるかわからない恐怖、怒り、無気力、不眠と悪夢の連続……。身体の衰弱よ

り精神的なダメージのほうが大きかった。外出から帰ってきてマンションが見えたとたん、あの夜の場面が鮮明に目の前に迫ってきた。これがフラッシュバックだと言われるものだとわかった。それまでなんともなかった道が怖くて歩けなくなった。家の中にいても外に出ても怖かった。人は明日も今日と同じ日が続くと信じている。だから生きていける。それがある日突然、崩れ去る。自分が自分でなくなっていった。

特につらかったのは母の遺品を奪い取られたことだった。母が亡くなって15年も経って、再び母を奪い去られた思いだった。父の遺品となるはずだった物も持って行かれた。

しばらく経って、私は、友人たちにまるで幼子のように泣きじゃくりながら語り続けた。彼らは黙って私の話を聴いてくれ、「大丈夫だから、大丈夫だから」と、まるで母親が子どもを守るように抱きしめてくれた。私が徐々に回復していったのは、まさに聴いてもらえたことによるところが大きかった。聴くことの力だ。

## 4. 父の発病

父から黄疸で入院すると電話があったのは、ピッキングに遭って3ヶ月近くになろうとしていたときだった。もうピッキングどころではなくなった。父は総胆管がんだった。私はその頃、緩和医療に携わっていたし、もちろん、告知すべきだと思った。しかし、親族の中で、私の意見を押し切ることはできなかった。結局、無理に言わない、でも本人が聞いてきたら嘘は言わないということになった。私は、「母のときは痛みでつらい思いをしたから、父には痛みで苦しむことだけはさせたくない」と、声を詰まらせながら主治医に訴えた。治療を好まない父の気持ちを考慮して、主治医は手術も抗がん剤治療もしないという家族の意思を尊重してくれ、2001年5月、バイパス術のみを施行した。

年老いた父は数時間の手術で、術後せん妄になった。2晩、父も私もほとんど一睡もできなかった。せん妄は夜になると悪夢に変わった。うつ状態で肺気腫があり、声も弱々しく、ちょっと歩くだけで息切れしていた父

のどこにこれだけの力が潜んでいたのだろうと驚くほど、病棟中に響き渡るような大声でわめき、ナースコールを引き抜いた。私のことさえわからなくなり、私を罵る父。寝静まった夜の病棟で、私はショックと悲しみに打ちひしがれ、そして孤独だった。身体的にも精神的にも追いつめられていく。そんな中で、看護師が見回りに来てくれたとき、そして、どうにもならなくなってナースコールを押した私の元に看護師がかけつけてくれたとき、どんなに心強かったか。看護師が天使に見えた。夜は特に、患者にとってもその患者を見守る家族にとっても、孤独な長い時間だ。その中で看護師の存在がいかに大きなものか、何かあれば看護師が来てくれる、それだけでどれだけ救われるか。私は改めて、看護師の力の大きさを実感した。カウンセラーにも医師にもできない看護師の力だ。

　ただ、残念なこともあった。看護師は、患者がどんな気持ちでいるのかを積極的に聞こうとはしなかった。患者に対してそうなのだから、家族の気持ちにはもっと関心がないように思えた。私は聴いてもらいたかった。気持ちまで無理なら、せめて夜中に起こったことや私が体験した事実だけでもいいから聴いてもらいたかった。

## 5.　父の死

　父は多くの時間を自宅で過ごし、私たちと温泉にも行った。温泉行きは相当つらそうで、あれは、子どもたちの満足のためだけだったのではないかと思う。実はピッキングの後、父の元にしばらく帰っていたとき、父は温泉に行こうと言い出した。私はそんな気持ちになれず、断った。あのときの父の寂しそうな顔が忘れられない。これも後悔の1つ……。

　亡くなるまでの5ヶ月間に7回帰省し、1週間ほど父の看病をして東京に戻るという生活を繰り返していた。父はアロマの足浴や清拭、アロマオイルのマッサージがお気に入りだった。ただ、父は母と違ってわがままな人だったので、東京に戻る頃には、私はいつも疲れ果てていた。それが母のときと違っていた点だった。

2001年8月、父は一向に回復せず、逆に身体がどんどん弱っていくことに疑問を持つようになった。私は「手術した病気が関連していると思う。納得できなかったら先生に聞いてみてと伝えて」と、電話で継母に言った。兄たちにも「いままで何も聞いてこなかったお父さんが聞いてきたとしたら、それは相当の覚悟があるんじゃないか、それでも嘘をつくことはお父さんに失礼だと思う」と言って説得した。父は、継母から医師に質問させた。医師は「お腹の中に取りきれなかった物が残っている。それが悪さすることもある」と答えた。「そうだったのか」と父は答えて、その後久しぶりに鼾をかいて眠った。翌日、自分で「病名が食欲不振になっているがそんな病名があるはずがない。わしの病名はなんだ？」と主治医に尋ねた。「できものができている」「がんか？」「そうだ」。父は立派だった。父は「寛子が知っている病院もあるしな」と言ったという。緩和ケア病棟のことを言っていたのだった。私に電話してきたときは意外と元気だった。これまで黙っていたことを謝り、緩和ケア病棟の見学のために帰省した。結局、父は緩和ケア病棟に行くことを決心できなかった。おまけに、緩和ケア病棟の話をしたことで親戚からひどく叱られた。地方ではまだそんな時代だった。

　父は点滴が嫌いで、入院も嫌いだった。私は父を自宅で看取りたいと思っていた。母にできなかったことをしたかった。医師も訪問看護を導入してくれた。9月だった。食事はほとんど食べられなくなっていた。点滴の嫌いな父も全く何もやらないことは不安だった。だから隔日に1本だけはやった。

　そんなとき、訪問看護師が入院を勧めてきた。私は「痛がりで我慢できない人が、入院をこれだけ嫌がっているから」と断ると、その看護師は「入院して食べられない分を点滴で補給するしかないでしょう」と答えた。私は驚いた。「この時期に点滴するのは逆に浮腫んだり、問題があると思う」と伝えたが、理解できないようだった。私以外の家族も入院が当然だと思っていた。

　在宅だったら24時間点滴、それが嫌だったら入院と言われて、父はもはや入院は避けられないと観念したようだった。「寛子は仕事で死んでいく人をたくさん見ているから、お父さんが死んでも大丈夫か」と言った。

「何言っているの！　他人とお父さんは違うのに決まっているじゃない！　お父さんがいなくなったら私には親がいなくなるのよ！」と泣きじゃくった。父は親しい人に電話をかけ始めた。出ない声で一生懸命話をしていた。私は父に言われるままに次々とダイヤルを回した。お別れの挨拶だった。父はちゃんと仕事をしていった。

　私が東京に帰る朝、父の言葉に傷ついたこともあって、「来月から授業があるから、もうそんなに来れない」と言って、部屋を出た。父は悲しそうな顔をしていた。これが、まともな父と交わした最後の会話になってしまった。東京へ向かう飛行機の中で、どうして帰省している間最後まで父に優しくできなかったのだろうと泣いた。

◎

　父は9月の末に入院した。入院になった途端、がっくり来て逆に悪くなるのではないかと不安だった。その不安は的中した。入院5日目、東京の兄が父の見舞いに行ってくれた。入院したら24時間点滴はしないと言っていたのに、24時間点滴をしていた。せん妄が現われていて、1週間もつかわからないと言われた。翌日、兄が東京に戻ってきて言った。「『帰る』と言ったら、『一緒に連れて帰ってくれ、家に帰りたい』と泣いて僕に拝んだ。『寛子が明日来るから明日まで待ってくれ』と言っても駄目なんだ、『いまじゃないと駄目なんだ』って」。私は恐かった。"いま"と言うときは本当にいまなんだ。

　私の勘は当たっていた。夜に継母から電話があった。酸素マスクを嫌がって、これじゃあ縛らなきゃいけなくなると看護師さんが言うから、私から説得してくれと。縛る？　怒りで震えた。「マスクが嫌なの？　鼻からだったらいいの？　マスクが嫌ならやらなくていいよ。明日行くから。家に帰りたいんでしょう。帰ろう。帰してあげるから」。そういう私に、父は「はい」「はい」と、まるで従順な子どものように返事をした。せん妄だった。悲しくてしようがなかった。

　絶対に家に連れて帰る。さすがに兄たちも賛成してくれた。すぐに主治医にメールを書いた。「家に帰ったことで余計苦しくなるのか、命が短くなるのかはわかりません。病院にこのままいて死ぬことと家に帰って死ぬことの両方を経験することはできないので。ただ、いま、確かなことは父

が家に帰りたいと言っている、それだけです。父の願いを叶えてあげたいのです。車中で万が一のことがあっても後悔しません。逆に家に帰してあげる努力をしなかったほうが後悔すると思います」。明け方、また電話があった。父は全くわけがわからなくなっていた。

　入院7日目、父の元に行った。父の身体は無惨に浮腫んでいた。父は私のことがわからなくなっていた。目を見開いたままわけのわからないことを喋り続けていた。見開いた目はどこも見ていなかった。「お父さん、家に帰りたい？」。返事はなかった。

　主治医に会いに行った。「見たとおりだ。それでも家に連れて帰る？」と恐い表情で言われた。「いまの父は気持ちを表現できないだけで、帰りたい気持ちが父の中にあるのなら帰してあげたい」。私の言葉は予想外だったようだ。家に連れて帰るなんて無謀すぎる、僕だって外来も手術もあるからそんなに往診できない、家に連れて帰りたいなんていう家族は見たことがない、情けで言っていてもしようがないんだ……。矢継ぎ早にまくし立てられた。在宅医療に理解がある医師だと思っていた。でもそれはぎりぎりまで家にいて最期は病院で、という考え方だった。そのとき初めてわかった。そこまで具体的に詰めていなかった自分を反省した。私が勝手に思い込んでいただけだった。往診してくれる医師を探しておくべきだったのだ。「私は自分の病院でやっていることを想定していました。でもいまの先生の話で、この病院の体制では無理だということがわかったのでもういいです。結局、父も私たちも先生を選んだわけですから。それぞれの場所でできることとできないことがあるわけですから。ここでできる精一杯のことをやってもらえているのだと思います」。医師は突然、優しくなった。「本当にいいの？　恨まれるのは嫌だし。帰るんだったら明日か、明後日しかないよ。メールがあまりに切々としていたから。今週は県外に出ることもないし、夜に行けばなんとか繕えるし」「先生に無理をさせるのは申し訳ないですから、もういいです」。

　私は医師の立場を察してしまった。でも、このとき、一瞬折れてくれた医師にわがままを貫いていれば、父は一時でも父に戻る時間があっただろうか。それとも単なる私の自己満足だったろうか。授業なんて休講にして、あのまま父の元にいるべきだったのではないだろうか。もう少し家で

やってみようと言えばよかったのではないだろうか。せめて東京に戻ってから頻繁に父に電話してあげればよかった。後悔ばかりだった。私の冷たさがこういう結果を招いてしまったように思えた。

その日から私は夜、横になっても父の手を決して離さなかった。

◎

高カロリー輸液とその輸液量の多さには唖然とした。私は控えめに点滴量を減らしてもらえないか頼んだ。少しだけ減った。父は喋るのも止めて、ただ静かに眠っていた。仙骨部にひどい褥瘡ができていた。家にいたときはなかったのに。看護師が驚いていた。急に頻繁な体位変換。身体を動かすと苦しがる父に、いまさらどうしてこんなことをするのだろうと思った。おむつ交換が日ごとに苦しそうになるので、尿道カテーテルを入れてもらったら苦しまなくなった。でも、オムツを替えることが家族にできる唯一のことだったので、寂しくなった。水を含ませたガーゼを口の中に入れるとチューチュー美味しそうに吸ってくれていたのも、そのうち吸わなくなった。

舌根沈下が起き始めているね、そう言っていきなり、医師はエアウェイを父の鼻から入れた。「えっ、そんな！」と思わず声に出すと、「何、言っているの！　挿管じゃないんだよ。あんた、看護師忘れたの？」と呆れられた。「いろんな考え方があると思います」と、やっと答えた。「当たり前じゃない、こんなこと。気道が開いてこのほうが楽になるんだから」。左の鼻孔からは入らなかった。右から入れようとする。すると、いままで全く身体を動かさなかった父が手をバタバタさせ、眉間に皺を寄せた。「苦しがっているから」。そう言ってもすぐには止めてくれなかった。「駄目か」。やっとあきらめてくれた。

それから父は苦しみ出した。痰が絡んで、吸引したら真っ赤な血が次々と引けてきた。看護師が「傷つけたのね」と一言。「先生はさっき、もっと舌根沈下がひどくなったらエアウェイを入れると言っていたけど、もう二度と入れないでください。父はこういうことが嫌で入院したくなかったのに！」。私は泣き叫んだ。看護師はわかってくれた。でも、父の苦しさは治まらないのに、その後も看護師は黙ってバイタルを測り、点滴を見ていくだけだった。たまらずまた叫んだ。「利尿剤や昇圧剤もいいけど、父

の苦しみを取る治療をやってもらえないのですか！」。モルヒネの量を上げると呼吸が止まるかもしれないし……と気にする看護師に、上げてもらって構わないと答えた。結局モルヒネの量を上げることになったが、医師に言われたのだろう、「明日の朝からになります。夜中にもし呼吸が止まってバタバタすると困るから」と言いにきた。「呼吸が止まったら何かするんですか！」「先生が苦しそうに見えても本人は苦しくないからと言っている」「父を見もしないで。あんなに苦しんでいるじゃないですか。エアウェイを入れようとするまではこんなことなかったのに。さっきは呼吸が苦しそうだからエアウェイを入れると言って、言っていることが矛盾している」。看護師も私の気持ちがわかってつらそうだった。擦った揉んだの挙げ句に、ようやくモルヒネが増量された。点滴のバックにそのまま入れるというのが、私にはとても原始的なやり方に思えてまた悲しかった。

　父が突然、のたうち回る。酸素マスクをはずして、足を下に降ろそうとする。すごい力だった。私はその足をベッドに戻さず、腕で抱えた。重かった。やっぱり帰りたいのだと思った。夜遅くに主治医が来て、私はありったけの思いをぶちまけた。決して悪い人ではないのだけれど……。看護師が私たちに病室までコーヒーを持ってきてくれた。

◎

　もう今晩という状態になった。入院して10日目、私が帰省して5日目だった。主治医が「ナチュラルでいいんだな」と確認してきた。私は頷いた。

　父はゴロゴロ喉を鳴らしていたが、死前喘鳴だからと家族に説明した。それでも、「ナチュラルと言ってあるので、何もしないでください！」と、何度か叫ぶ場面があった。この期におよんで、まだ昇圧剤を上げようとする当直医。「まだ続けるんですか」という私の言葉に、何を馬鹿なことを言っているの、という表情で「止めたら、すぐに止まってしまいますよ」と言い残して、病室を出て行ってしまった。馬鹿はどっちだろう？　いまさら何をしても関係ないからと思っていたが、父の死前喘鳴は果てしなく続いた。どんどんひどくなる。何時間続いたろう。普段、仕事のときは本人は苦しくないからと家族に説明していたけれど、こんなひどい長時間の

喘鳴を聞かされる家族はたまらない。誰も何もしてくれなかった。何も言わなかった。相変わらずバイタルと点滴をチェックに来るだけ。無言で。私はそのうち、お父さん、お願いだから、早く息を止めて、もういいからと祈っていた。早く死んでと願っている自分が悲しすぎた。
　主治医は「力が足りなくて」と詫びた。それは心からのものだった。でもそれは、1分1秒でも延命できなくて申し訳なかったという意味だったと思う。ナチュラルコースとは心臓マッサージと挿管をしないことだった。
　看護師はさっさと死後の処置に取りかかっていた。「顔を拭かせてください」。そう言うのが精一杯だった。
　葬儀の間中、私は泣き続けた。父を喪った悲しみだけではなかった。自分を責めていた。もっと医師に主張していれば……、そもそも入院させなければ……。緩和ケアとはほど遠い異国に来たような思いだった。よいと思えることができない、知っていることができない。あんなつらいことはなかった。緩和ケアに携わっていながら、実の父にこんな苦しい思いをさせてしまったことが悔やまれて悔やまれて、自分を責め続けていた。母のときにできなかったことを父にはしてあげたかったのに。家で看取りたかったのに……。自分が情けなかった。どんなに詫びても、もう亡くなった人には通じない。
　泣き続けている私に、母のときと同様、注意する人がいた。「泣いていたら亡くなった人が成仏できないでしょ」。
　仕事に復帰してもしばらく苦しかった。緩和医療の場で働くことが苦しかった。自分の親にさえ十分なことができなかったのに、他人のケアをすることがつらかった。私のような人間が本当に患者や家族のケアができるのだろうかと思った。偽りではないかと思った。仕事をしていても、娘である自分がすぐに顔を出した。こんな状態でも家に帰れるんだ、いいな、家に帰りたいと言えば医療者がこんな真剣に話し合ってくれるんだ、いいな、症状の苦しみに対してこんな真剣に手だてを考えてもらえるんだ、いいな……。遺族のためのサポートグループのときもそうだった。いい医療を受けられたんだ、いいな……。

あれから9年、私は緩和医療の場で働き続けている。
　勘違いしないでほしい。私はこの医師や看護師たちを責めているわけではない（当直医だけはいまだに許せないけど……）。緩和ケアの専門の医師や看護師ではなかったから仕方ない。父は緩和ケアを選択することもできたのに、この病院を選んだ。父の責任だ。どんな領域でも専門外のことはできない。知らないことはできない。それは当たり前だ。医療者だけではなく、周りの人たちとの間でも私は孤独だった。私だけが緩和ケアを知っていたから。周りは父が受けた医療が当たり前の医療だと思っていた。それも仕方ない。知らないのだから。主治医からは後日、「終末期医療の考え方で大いに勉強すべき課題が出てきました。いまの環境での在宅医療のあり方について制度上、現実のスタッフの活動内容の再検討をしていこうと考えています」という誠実なメールをもらった。
　ただ、一家族として、娘として、とてもつらい体験だった。それこそ緩和ケアに携わっているのだから、もっとやりようがあっただろうと私が責められるのかもしれない。でも、私ができたことはこれだけだった。そして、緩和ケアが普及してきたとはいえ、いまだにこのような経験をしている家族はたくさんいるだろう。それも事実だと思う。
　父が亡くなって9年、母が亡くなって25年。それなのに、この手記を書きながら涙が止まらなかった。冒頭からこんなものを読まされて、さぞかし重い気持ちになられたであろう。偉そうに講演したり、本を書いたり、そしてケアしたりしていても、所詮はこんな不完全で無力な人間がやっているのだということをわかってほしい気持ちもある。皆さんも私のような傷を、いやもっと深い傷を1つや2つはもっているだろう。仕事上の傷、家族との間の傷……。人はそういうものを背負って、それでも生きていくしかない。私は両親の最期を一生忘れることはできないだろう。両親が最期に全存在を賭して私に遺していった贈り物は、あまりに厳しい試練だった。でもそれがまた自分が生き抜いていく力になっていることも事実だ。そこから出発するしかない。自分の背負っている荷を思い出し、記述することで、改めて、遺族の気持ちに寄り添うことの重さを噛みしめることもできた。

## 6.　遺族からもらった贈り物

　そんな私だったから、しばらくはサポートグループで遺族の話を聴くことはつらかった。そんなとき、90歳の男性がこのグループから卒業していった。2年間、このグループに通ってくれた人だった。その人が帰る際、私は玄関まで見送り、そのとき初めて父が亡くなったことを語った。その男性は「大変だったね。でもこのグループはあんたあってだよ。お願いしますよ」と言って去っていった。ありがたくて涙が溢れた。

　遺族は、早くて家族の死後2ヶ月からグループに参加する。よくここまで来ることができたという感じの人たちがほとんどだ。会場から見える病院。そこにはまだ愛する人がいるような錯覚にとらわれる時期だ。そんな人たちが回復していく姿は感動的だ。人は、どれだけの悲しみに出会ってもその人にとっての時期がくれば回復していく。回復といっても以前の状態に戻るわけではない。新たな自分を獲得し、人間的に成長する。

　そんな遺族の姿は、私にも勇気と希望や人間への信頼を与えてくれる。患者は亡くなったけれど、その家族に継続してケアできることで、無念さや無力感は緩和され、ケアができるという自信を回復させてくれる。家族の話を聴くことで、患者や家族へのケアを見直すことができる。回復していく姿に人間の成長する力をみて、勇気づけられる。

　ピッキング被害や父の死から、そして西川先生の死から、さらにもっとさかのぼって最愛の友人や母の死から、そして多くの患者さんの死から受けた悲しみが、自分自身のことを語らなくても、この遺族のためのサポートグループで癒されていたのだと思う。

## 7.　書くこと

　私自身も、自分のグリーフケアを十分にできているわけではない。悲しみも悔いも消えるものではない。一生背負っていかなければいけない荷がある。そこから逃げないでいたい。

そのために、私は書くことを続けてきた。母親の看病と死、父親の看病と死、ピッキング事件、カウンセリング、サポートグループ、これらすべてを記録してきた。その出来事にコミットした私の思いをできるだけ記述してきた。自分のために記述してきた。今度は、本書を読んでくれる人たちのために書いてみたいと思う。

## 第Ⅰ部

家族・遺族のためのグリーフケア

妻を亡くした60代の男性、大介さん。「トラックを用意して、妻の服やら形見をみんな、引き取ってもらいました。男が悲しむなんて女々しいですよ。引きこもっちゃ駄目。頑張って料理に洗濯に掃除に挑戦していますよ。失敗だらけだけど。毎日ノルマを自分にかけています」。そんな大介さんが「寂しさっていうのか空虚というのか……。夫婦ってなんなのか。俺は一体何をしてきたのか。もっと早く気づいてやるべきでした。妻を守ることができなかった。急激に得体の知れない寂しさに襲われて、妻の名を呼んだこともありました。思い出すと宝箱にしまっています。そうやっていくしかないのかなって」と、悲しみや自責の念を語るようになりました。夫婦の絆の深さゆえ、悲しみも深いことが伝わってきました。「1年目より2年目のほうがつらかった。夜、家中の電気をつけずにおれなくなるんです。なんで俺は1人でいなきゃいけねえのか。バカヤロー、先に逝きやがって！　友達に女々しいと言われても、そういう人間もいるんだってことも覚えておけよって言ったんですよ。こうだって納得できるのに、僕の場合はあと2、3年かかるのかな」。悲しみからの回復にはまだまだ時間がかかることを、大介さん自身が誰よりもわかっているようでした。

# 第1章 遺族の語り

　私たちは、明日も今日と同じ日が続くと思って生きている。現実には何が起こるかわからない。しかし、そんなことをいつも気にしていては生きていけない。人はいつか死ぬ。誰もがわかっていることだ。しかし、私たちは永遠に生きられるかのように生活している。常に死を意識していたら、いまを有意義に過ごせない。病気になって初めて身体を意識し、健康のありがたさを思う。自分や家族の死に直面して初めて身近な死を意識し、家族の存在を改めて突きつけられる。人生が無意味なものに思えてくる。「なぜ、自分が……」「なぜ、自分だけが……」と、答えのない問いを繰り返す。

　患者が亡くなった後、家族はどんな思いで日々生活を続けているのだろうか。家族はどんな思いで患者を看病していたのだろうか。患者の闘病生活が終われば、看護はそこで終わる。しかし、家族にとって苦痛は終わらない。その苦痛に私たちは思いを馳せることもなく、次の看護に気持ちを切り替える。患者・家族に提供された看護が、家族にとっては闘病中のみではなく、その後の生活にまで影響していることを知らない。

　本章では遺族の語りを通して、遺族の思いや看病していたときの家族の気持ちに寄り添う。なお、本書において、事例に出てくる名前はすべて仮名である。家族・遺族の言葉は「　」、私あるいはサポートグループのファシリテーターの言葉は〈　〉で示す。

## 1.　遺族になってからの思い

　遺族がどのような思いで日常生活を送っているのか、その一部を紹介する。

## 【1】悲しみ

### ● お化け屋敷に夫がいる

　夫を亡くした30代の女性。「子どもと遊園地に行ったんです。いつもは車で4人で行っていたのに、今日は電車で子どもと私だけなんだなって。最初にお化け屋敷に入りました。夫はこんなところにいるんだって悲しくなりました。遊園地に行く前に夫の夢を見たんです。つらさに耐えている表情で何も言わなくて。それがまた悲しくて」。

### ● いつまで経っても片づかないテーブル

　妻を亡くした60代の男性。「カップラーメンを食べて、テーブルの上に容器を置いておくんです。それがどんどん溜まって。どれだけ経っても片づいていないんです。溜まる一方なんですよね。男が残されるのは惨め。敗北感ですよ」。

### ● 周りは何も変わっていないのに、どうして……

　娘を亡くした60代の母親。「遺影を見て、どうして？　って。本当に死んだのかなあって信じられない。順番が逆じゃないですか。私だけ残っちゃって。これから1人でどうやって生きていけばいいのか。忙しくして考えないようにしています。だけど、お風呂に入ると涙が止まらなくなるんです。ゆっくりしちゃうと考えちゃって悲しくなっちゃう。周りは何も変わっていない。だけどうちの子はいない。不条理だな、なんでだろうなって」。

### ● 思い出なんてないほうがいい

　夫を亡くした70代の女性。「仏壇の写真を見ながら泣いちゃって……ずっと泣いてたの。嘘みたいね、この1年が。夢にも出てこないし。何をしてるのかしら、あの世で。病院のデイルームに、いまもあの人が座って待っているようで。病院を見るとつらくなるのに、気がついたら病院に向かって歩いているんです。アルバムを開くこともできない。だって、写真を見れば、そのときのあの人との会話まで鮮明に思い出されるんですもの。随分いろんなところに旅行に行きました。だからテレビも観たくない

です、思い出の場所が映るから。あんまりあちこち思い出があると、しょっちゅう涙が出てきて……。思い出なんてないほうがいい」。

## 【2】思慕
### ● 夢にも出てきてくれない
　夫を亡くした60代の女性。「もう1回私の前に出てきてほしい。夢にも出てこないんですよね。どこに気持ちをぶつけたらいいの？　夢でもいいから出てきてよ、なんで先に逝っちゃったの？」。

### ● 仏壇の前に夫の好物を並べて
　夫を亡くした60代の女性。「仕事をしていないときはくよくよしてますよ。仏壇の前に、主人の好物とかお酒とかを一杯並べたくなるの。会えたような気がするから。あとで馬鹿みたいだなって思うけど。誰に言ってもしようがないから、仏壇掃除しながら話しかけてみたり。仕事から帰ってきたら写真の顔をなでて、帰ってきたよって言ったりね。仕事をしていると忘れられるんですよね。動けなくても生きていてくれたらよかったのにって思ったり」。

## 【3】孤独
### ● いまでは誰も来ない
　妻を亡くした70代の男性。「女房の部屋はいまもそのまま。布団も敷きっぱなし。女房の服とかね、そのまんま。何にも手をつけてない。家に帰ってきて電気がついていない。そういうとき思い出すよね。目覚まし使わなくても起こしてくれたとかね。女房が生きていた頃は子どもも家族でよく遊びに来たし、親戚もよく来たのに。いまじゃあ、誰も来ないよ。寂しいもんだよ」。

### ● 1人ぽつんと……
　妻を亡くした70代の男性。「なんのために生きているのか。家内もいないのに自分1人ぽつんとしてる。1人でいると思い出してつらくてね。ずっと1人ですからね。一日誰とも話もしないで過ごして、これからど

ういう生き方をすればいいのか。ただ子どもたちのお荷物になっているようで」。

## 【4】後悔
### ◉ どうしてあのとき話しかけなかったんだろう
　夫を亡くした60代の女性。「朝3時に電話がかかってきて、どうしたの？　って聞いたら、淋しいって。夜とか朝方に気持ちが不安定になっちゃって。病院に行くといつも寝てる。明け方に不安定になっていたから、寝られるときに寝かせてあげて起こさないほうがいいのかなって。お父さん来たよって言ったら目を開けて、あとは目をつぶって。あまり話しかけないようにしたんだけど、それがいまになってみると、もっといろんな話をこちらから問いかけたほうがよかったのかなって。それが私としては一番悔やまれます。命日が近づいて来ると、余計にね、後悔が強くなってくるんです。あのときなんで話しかけてあげなかったの？　って」。

### ◉ なんで検診を受けさせなかったのだろう
　妻を亡くした70代の男性。「腎がんの手術をして、3年、5年、そして10年が過ぎたんですよ。それで安心してたの。手術が終わって12年目ですよ、なのに……。それも急にだからねえ。それまで元気だったのに。肺がんでもう手遅れだって。腎臓を1つ取ったんだから、どうして半年とか1年に1回検査しなかったのかって、それだけが悔しくてしようがない。町を歩いているとさ、旦那が車椅子に乗っている奥さんを押して歩いてるんだよ。なんでうちの奴だけが……悔しい。なんの罰が当たったのかなって。家で寝てて何もしなくてもいいから、もう少しいてほしかったよ」。

## 【5】将来の不安
### ◉ 私を看てくれる人はいない
　夫を亡くした70代の女性。順調に悲しみから回復してきたかのように見えたのに、身体がつらそうで、化粧乗りも悪くなってきた。「人の世話は焼いても、私を看てくれる人はいないんだよ」と、寂しそうに語った。

## 【6】夫婦の情
### ● 恨みつらみは言わないで
　夫を亡くした70代の女性。「主人は私のことをどういう気持ちで見てたんだろうって。これまで主人に振り回されてきて、怒りみたいなものがあるのに、病院には毎日行きたかったんです。不思議。それが夫婦の絆なんだなって。恨みつらみは言わないで、仏様になった人のことですから。主人の筆筒、いままで磨かなかったけど、主人がきれい好きだから、いまは磨いてるんです」。

## 【7】悲しみの置き換え
### ● 最後の点滴のせいで死んだんじゃないのか
　夫を亡くした50代の女性。「看護師の点滴が悪かったんじゃないかって。眠ったまま、すーっと……。このときに息を引き取ったとは思わなかったんです」と、最期の場面のことで医療者に対する不信を抱き続けていた。カルテを見直したが、彼女の思い違いであることがわかった。それでも彼女は、「息が吸えなくてすごく苦しかったと思う。だから酸素を測る機械を貸してほしかったのに。病院にいた意味がない。ほかの患者さんにも必要だから貸しておくわけにはいかないって。病院にいたのにひどいじゃないですか。悔しい」「先生に悪くなってきていると言われて、よくわかっていたけれど信じたくなかった。どうしても最後の点滴が悪かったのではないかと、言いようのないものを感じる。訴えてやるという気にも一時はなった」と、怒りを語り続けた。

## 【8】日常生活での苦労
### ● 電子レンジの中で食べ物が爆発しちゃった
　妻を亡くした60代の男性。「洗濯の仕方がわからなくて、ワイシャツをクリーニングに持っていったときに、恥を忍んで教えてもらいましたよ。男が籠下げてスーパーうろうろするの、恥ずかしくてね。1人分買うのが惨めで。ご飯炊いて保温にして食べてたら、だんだんまずくなってきて。この間なんか、電子レンジ使ってたら爆発しちゃって、情けないっていったらありゃしない」。

◉ 税金の手続きはどうやってするの？
　夫を亡くした60代の女性。「税金のことはいつも夫がやってくれていたから、なんにもわからなくて。庭の木の剪定も私はやったことがないの。どうしたらいいのかと思って」。

◉ 布団がどこにあるのかわからない
　妻を亡くした60代の男性。「全部任せっきりだったからわからないですよ。どこに何があるか全然わからない。今年なんかこたつ布団はわからないし、冬布団もわからなくて、薄いのを2枚と毛布をかけてるんですよ」。

## 2. 患者を看病していたときの思い

　遺族の語りから、看病していたときの思いを知ることができる。その語りは、看護師として何ができたかを考えるヒントを与えてくれる。

### 【1】患者の様子を教えてほしい
◉ これはなんの点滴？
　妻を亡くした60代の男性。「見舞いに行くと、これまでなかった点滴がぶら下がっているんですね。なんの点滴なのか気になるわけです。そういうことを看護師さんに教えてほしいんですよ。自分がいない間、妻の様子はどうだったのか教えてほしいわけですよ」。
　家族にも生活があり、四六時中、患者のそばにいられるわけではない。患者がどういう状態でいるのか気になりながら過ごしている。見舞いに行ったときに、その日の様子や治療について教えてもらえるだけで家族は安心できる。わざわざ毎日医師を呼んで説明してもらうことを望んでいるわけではない。看護師がケアのために訪室したときに話してくれるだけで十分なのだ。

## [2] できるケアをしてあげたい
### ● 気持ちよさそうな顔をしてくれた

　妻を亡くした70代の男性。「男だから何もしてやれなくて。病院に行ってもただ座っているだけ。だけど、看護師さんが顔と手を拭いてあげてくださいって、タオルを渡してくれて。そしたら、家内が気持ちよさそうな顔をしてくれました。嬉しかった」。

　故人を十分に看病できたと思えることは、その後の悲嘆からの回復にも影響を与える。家族の疲労度を観察しながら、患者のケアに家族が参加できるように配慮することが家族へのケアになる。また、坂口ら（2001）の遺族調査で、闘病中に故人との良好なコミュニケーションが取れていた人は精神的健康の状態が良好であったという報告がなされている。患者と家族のコミュニケーションを支えることも、看護師の重要な役割だ。

## [3] こんなに早く逝ってしまうとは思っていなかった
### ● どうしても覚悟できなかった

　妻を亡くした70代の男性。「妻はそこまで悪くなっても、私たちもそうだけど、死ぬことなんて絶対に考えなかった。元気になると思っていました。本人も元気になるって。いい日はすごくいいけど、悪い日は悪くて、波があって。だんだんいいときが短くなって、最後に逝ってしまいました。最初に病気がわかったときだって、ある日突然でした。普通の人と変わらず、仕事もやって、検査を受けに行ったらがんだってわかりました。それこそこっちも想像もしていなかった。どうしても覚悟するということができなかったんです。家族というのは最初に言われたことを忘れたわけじゃないけど、亡くなるっていうのが納得できなくて。ある程度、死の覚悟をできればいいんだけど、そうじゃなかった。だから余計後を引くんです」。

　故人の死への心の準備ができていた人は、死別後、精神的健康の状態が良好であったという（坂口、2001）。医療者は説明しているつもりでも、こんなに早く亡くなるとは思っていなかったと語る遺族が多い。これを、安易に否認や理解力のなさととらえることは間違いだろう。家族の心情としては当然のこととして理解し、ケアに臨むことが必要だ。家族の気持ちに

配慮しながらも、患者の病状や時間が短いことをはっきりと伝えることが医療者の真摯な態度だといえる。

## 【4】最期が安らかであってほしい
### ◉ 苦しかったんじゃないの？

　夫を亡くした50代の女性。「酸素マスクが脇に転がって、夫が亡くなっていた。最期が苦しかったのではないか」。

　先の坂口論文（2001）では、故人が安らかに亡くなったと思えることが遺族の精神的健康に影響を与えるという結果を報告している。闘病中、苦しそうであったとしても、遺族は「最期が安らかだったからよかった」と、自分たちを納得させることができる一方で、最期が苦しかったと感じてしまうと、それまでの経過は意味がなくなり、最期の場面ばかりを後悔することが多い。それは医療者との関係にも影響を与える。それまでどんなに医療者と良好な関係であっても、最期の場面に不信感を抱くと、医療者と築いてきた関係は空しく崩れ去ることを経験している人も少なくないであろう。最期の一瞬まで私たちは患者・家族に寄り添い、ケアすることが求められている。

## 【5】息を引き取るときにそばにいたい
### ◉ 毎日見舞いに行っていたのに……

　夫を亡くした70代の女性。「毎日欠かさず見舞いに行っていたのに、最期を看取ることができなかったんです。それがいつまでも心に引っかかっています。病院から電話がかかってきて、血圧が下がったからすぐ来てくださいって。駆けつけたときには夫はもう……。息を引き取るときにそばにいたかった。1人で逝って寂しかったと思う。ごめんねって。だけど、毎日毎日行っていたのにどうしてって。それだけが悔い」と、繰り返し語った。

　前もって家族にこんなふうに伝えるかもしれない。たとえその瞬間に立ち会えなくても自分を責めないでほしい、トイレにも行かなければいけない、ずっとそばに居続けることはできない、最期にそばにいることよりそれまでともにいた時間が大切だ、と。しかし、家族にとって、患者が息を

引き取るその瞬間に立ち会うことには特別な意味がある。それまでどんなに懸命に看病してきたとしても、息を引き取るときにそばにいられなかった場合は自分を責め、後悔する家族も多い。私たちにも正確にその時間を予測することはできない。それでも看護師は、日々の直接的なかかわりの中で検査データに頼らず、死が近づいていることを直観で感じ取ることができる能力を医師よりは持っているのではないだろうか。できるだけ家族がその場に立ち会えるよう、看護師は自分たちの直観を信じて家族を呼ぶことが大切だと思う。

## 【6】せん妄になった姿に苦しむ
### ● 頭がおかしくなって、暴れて……

　妻を亡くした70代の男性。「うちの奴、1回だけ暴れたの。夜中に病院から電話がかかってきて、すぐに来てくれって。行ったら、暴れて、孫が作ってくれた千羽鶴を引きちぎっちゃって（泣く）。暴れて裸になって、苦しかった……。お前も苦しいだろうけど、周りも苦しいんだから我慢しなくちゃ駄目だぞって言い聞かせて」。その後も何度もこのときの話を繰り返した。

　夫を亡くした60代の女性。「うちも亡くなる間際に暴れて。頭が侵されていたから看護師さんに失礼な事を言ったり、叩いたり。それがショック。それが一番つらい事じゃないかしら。周りにとって一番つらい」。

　遺族は、せん妄状態の患者の姿がいつまでも目に焼き付き、傷ついている。家族の苦痛が少しでも和らぐように、せめて、せん妄の医学的説明を行い、認知症や精神疾患ではないことを伝えることは大切だろう。その説明の仕方については資料1（▶p.221）に添付してあるので、参考にしていただきたい。OPTIM（緩和ケア普及のための地域プロジェクト）ホームページ（http://gankanwa.jp/）には、せん妄を含めた『看取りのパンフレット』が掲載されている。家族への説明にはとても役に立つものだと思う。

　看護師の患者への接し方も大切だ。看護師が患者の訴えを否定したり、叱責したり、無理に説得したりする場面を家族がみると、家族も悲しくなるだろう。一見、つじつまの合わないようなことを言っていても、そこに

患者の過去の歴史が映し出されていたり、自分の尊厳を守りたいという苦痛の叫びだったりする。看護師は言動を否定せず、受容的に接し、気持ちに共感することが大切だ。

## 【7】医療者から見捨てられたくない

　患者（60代、仙一さん）も妻も家に帰りたいという希望を持っていたが、在宅ケアには不安があり、特に妻はうまくやれるか自信がなく、気持ちが揺れていた。その経過の中で、在宅ケアに関して医師の提案を受け入れることに抵抗があった妻は、「先生がせっかくおっしゃってくれているのに、そのとおりにしなかったら先生は気分を損ねないでしょうか？」「先生は私たちのためを思って言っているのに、それを断ったら見捨てられないか心配」などと不安げに何度も尋ねてきた。そのたびに〈決して見捨てることはない。家での主役は家族なのだから、家族の気持ちが一番大事〉と保証した。

　あるとき、帰るならいましかないと、医師が強く押した。妻は「先生に背中を押してもらったようでよかった。帰してあげたい……でもやっぱり不安で……でも、いましかないのかなと思うし……でも……」と揺れていた。〈無理だったらいつでも戻ってくればいい。たとえ2晩しかいられなかったとしても、外泊ではない退院ができたことは、家族にとっても仙一さんにとっても全然意味が違う〉と伝えると、「いいんですか。それだったら気が楽になる。ありがとうございます」と私の手を握った。

　退院前日、仙一さんが「先生は退院に賛成なのか？」と私に尋ねてきた。〈もちろん賛成です〉と答えた。

　仙一さんは1週間家で過ごした後、家族に手を握られて穏やかに亡くなった。意識がなくなる前に、リビングのソファに家族とともに座って最期の時間を過ごしたという。入院中、仙一さんが言っていた「住み慣れた家がいかにいいか。見える景色、余暇の過ごし方、動線等々」という言葉を思い出した。

　仙一さんの死後、妻が晴れやかな表情で挨拶に来た。「帰れてよかった。あのとき先生が押してくれなかったら、帰る機会を失っていました。不安になっていたときに、あなたに退院して数日でも病院に戻ってきていい

んだからと言われて、本当に助かりました。それで帰ろうと思えたんです。夫があなたに、先生も退院に賛成しているのかと聞いたとき、もちろんですよって言ってくれて、それで夫も安心して帰る気持ちになれたと思う。ありがとうございました」と語った。

　仙一さんと妻が家に帰るという希望を叶えるために必要だったことは、① 医師の一押し、② ナース・カウンセラーの支え、③ 医師がその希望を叶えることに賛成していると確信できることであった。多かれ少なかれ、患者や家族は医師に見捨てられるのではないかという不安を抱えている。このような患者・家族の心情に配慮し、決して見捨てないというメッセージを伝えていかなければいけない。

## 【8】身体をさすってあげなかったことを後悔している

　80代で妻を亡くした男性が一周忌を終えて、こう語った。「時間とともに悲しみも悔いも和らぐもの。だが、母親を亡くしたときのことは、いまでも後悔している。もうほとんど意識がなくて、こんな状態で身体をさすってもしようがないだろうと、触らなかった。そのことをいまだに後悔している。だから、そういう後悔をしないように、子どもたちにはよく話した」。

　この男性が母親を亡くしてから、数十年は経っているだろう。それなのに、いまだに死にゆく母親の身体をさすってあげなかったことを後悔している。

　家族の中には、見舞いに来ても患者に手を出さず、ただ座っている人たちがいる。そういう家族を、冷たい家族だ、あるいは家族関係がよくないのかと思ってみていることはないだろうか。そういう人たちの中には、どうしていいかわからなくて苦しんでいる人もいるのだ。私たち医療者にとっては当たり前のことでも、素人の家族には当たり前のことではない。自分が触ったり、さすったりすることで、患者に悪い影響をおよぼすのではないかと、怖くてさすれない家族がいる。何かをしてあげたいけれど、何もできないことに苦しんでいる家族もいる。触れられることで、患者が安心できることに気づかない家族もいる。この男性に、看護師が「手を握ったり、さすったり、声をかけてあげていいんですよ。お母様は感じる

し、聞こえていますよ」と伝えてあげたり、看護師が実際にやって見せてあげていれば、何十年も後悔し続けることはなかったのではないだろうか。

## 3. 家族・遺族が傷つけられる言葉

　30代で夫を亡くした女性。「近所の人が、若いんだからもう一度結婚すればいいわよって。そんなことを言われたくない」。
　若くして配偶者を亡くした人にとっては、その死は突然の予期しない早すぎる出来事だ。それなのに、「あなたはまだ若いからいくらでもやり直せる」という見当違いの励ましを周囲の人たちから受け、傷つくケースが多い。
　やはり若くして夫を亡くした女性が、「看護師から運命だからと言われた。運命ってなんですか！」と、怒りを表した。多分その看護師は、運命という言葉で彼女を慰めようとしたのだろう。しかし、彼女の心情は、「運命」という安易な言葉ではとうてい納得できるようなものでなかった。
　家族や遺族を励まそうと思って発した言葉が、逆に家族や遺族を傷つけてしまうことがある。表1はその例である。「頑張って」という言葉は、もう十分に頑張っているのにこれ以上どうしろというのかという気持ちにさせる。「あなたよりもっと大変な人がいるんだから」という言葉は、悲しんだり落ち込んでいる人によく言われる。しかし、苦しみは他者と比較できない。わかってもらえないと感じ、話してしまったことを後悔するだけだ。大切な人を失った人の気持ちは一様ではなく、そう簡単に理解できるものではない。時間だけが痛みを和らげたり、傷を癒すわけでもない。人は、他者の涙をみると不安になる。悲しんでいる人を前にして励ましてしまうのは、実は自分たちの無力感によるところも大きい。
　ほとんど交流のなかった親族から、あからさまに非難されることもある。
　妻を亡くした男性。「親戚から、こんなになるまで何してたんだって怒鳴られて。私が妻を殺したような気になった。頭を泥足で踏みつけられる

**表 1　家族・遺族が傷つけられる言葉**

- 「いつまでも泣いていてはだめ。そんなことでは亡くなった人が浮かばれない。しっかりしなさい」。
- 「そんなこと言わないで、頑張りなさい」。
- 「気持ちのもちようよ」。
- 「あなたよりもっと大変な人がいるんだから」。
- 「まだ若いんだからいくらでもやり直せるわよ（再婚できるわよ）」。
- 「気持ちはよくわかります」。
- 「時間が解決してくれる」。

ようだった」。

　家族や遺族は、周囲の心ない言葉に傷つきながらもそれに反発する気力もない。逆に、言われるようにできなかった自分やそうできない自分を、弱い人間だとか駄目な自分だと思い、自分を責めている。

# 第2章 グリーフケアの理論と現状

昨今、葬儀業者が遺族のための会を主催したり、ペットを亡くした人のためのグリーフケアが話題になったりするなど、社会の中でもグリーフケアが注目されるようになっている。第2章では、グリーフケアが注目されるようになった背景について述べた後、グリーフケアの理論を整理する。

## 1. いまなぜ遺族のグリーフケアが注目されるのか

### 【1】死別が心身におよぼすストレス

ホームズ（Homes）らが、病気に結びつきやすい生活上の出来事43項目について、それが心身におよぼす衝撃の度合い（ストレスマグニチュード）を、アメリカ人5000人のデータから標準化したものがある（渡辺、1989、pp.146-147）。これは、「配偶者の死」を100としてデータ化されている。つまり、人間にとって最も大きなストレスとなる出来事を「配偶者の死」としている。ランク5、ランク11、ランク17は、それぞれ「近親者の死」「家族の健康状態の変化」「親しい友人の死」となっており、親しい人の死や病気がいかにストレスとなるかが理解できる。

ただ、この調査には「子どもの死」は含まれていない。しかし、子どもの死は配偶者の死に匹敵するストレスであろう。パークス（Parks、1972/1993、p.210）が紹介している研究では、成人した子どもと配偶者の死ほど苦痛を感じる死はないというものや、配偶者を亡くした人よりも子どもを亡くした親のほうが悲しみと悼む喪の期間が長く続くことを見出したものがある。レイクとダヴィットセン＝ニールセン（Leick et al、1991/1998、pp.114-116）は、幼児期の子どもを亡くすことが最もストレスが大きいが、子どもを亡くした場合は子どもの年齢にかかわらず、悲嘆作業が非常に難しくなるという調査を紹介している。

配偶者との死別後にさまざまな精神的・身体的問題が生じることは、過去の多くの研究によって報告されてきた。パークスらの配偶者を亡くした遺族の追跡調査（p.214）では、たとえば、45歳未満で配偶者を亡くした人は、コントロール群と比較して抑うつ的で健康でなく、男性よりも女性のほうがはっきりとした悲嘆を示すが、死別後2年から4年までの追跡調査では、配偶者のいる同年齢の人と同等の適応レベルにまで回復していたのは女性であった。また、死別によって精神疾患の罹患率が高くなり、アルコールや喫煙への依存度が増し、死別後1年ではうつ病に罹患する割合が高くなり、自殺率も高くなると言われている。身体症状も現われ、54歳以上の男性では死亡率が上昇し、特に心疾患による死亡率が上昇していた。
　このように、死別が心身におよぼす影響は計り知れない。

## 【2】手記にみる死別後の心身への影響

　「恐らく家内の絶命とともに、死の時間そのものが変質したのである。それはいまや私だけの死の時間となって、現に生理的に私の身体まで脅かしはじめている。そういうほとんど絶望的な自覚が、いままで一度も感じたことのない深い疲労感の底には潜んでいた。そして、尿はまた出なくなっていた」。
　これは、妻を看取った文人、江藤淳（2001、p.88）の手記である。江藤氏は、妻にがんであることを告知せず、献身的に妻を看取り、あまりの過労により、死の直後、前立腺炎から敗血症となって、壊死部の手術を受けて退院するまでの壮絶な手記を書き上げた。もう一度生きる覚悟を決めた矢先に脳梗塞になり、自らを「形骸に過ぎず」とし、命を絶った。脳梗塞に見舞われなければ、江藤氏は命を絶つことはなかったであろう。しかし、たとえ脳梗塞になっても、妻が生きていたら、江藤氏は死を選択しただろうか。
　気象キャスターを務めていた倉嶋厚（2004）も妻を看取り、うつ病から回復するまでの手記をまとめている。倉嶋氏は食べ物の味を感じられなくなり、体重は16kgも激減し、衣服の着脱も思うようにできず、失禁までしてしまうという廃人に近い状態にまでなった。精神科医からうつの原因

は喪失だと言われ、「そうか、俺はもう失ってしまったのだ。彼女はもう二度と帰ってこないのだ」と、妻の不在を突きつけられる。やがて「俺が殺しちゃった……」という思いに囚われていく。妻への罪の意識から逃れるには死ぬしかない、早く妻の元に行きたいという死の衝動にかられ、マンションの屋上に10日間、通い詰めた。よき家政婦と精神科医との出会いで回復に至るが、そこに行き着くまでの道のりはあまりに悲壮なものであった。

　彼らのように、最愛の人との死別後、心身が深く傷つく体験をまとめた手記は多い。

## 【3】現代社会の孤独

　死別自体が遺族にとってはストレッサーになるが、死に関連したさまざまなストレッサー（二次的ストレッサー）も、配偶者喪失後の心身の健康の悪化に影響する。坂口（2001）は質問紙調査の結果、二次的ストレッサーとして、「経済的問題」「周囲との人間関係」「死別後の雑事」「家族関係の悪化」「日常生活上の困難」という5つの因子を抽出している。

　現代は核家族化が進み、地域や親族の中で家族を亡くした遺族を支え合うようなシステムは崩壊しつつある。日本の伝統的行事である法要は、故人の思い出を家族や親族と語り合うことができる点で、まさにグリーフケアの一翼を担っている。通夜、葬儀、初七日、四十九日、百箇日、新盆、一周忌、三回忌、七回忌……と、遺族の心情を実によくとらえた時期に、法要が営まれる。しかし、それも最近では省略や形骸化されつつある。社会的面子のために法外な費用をかけて葬儀を行うことが問題視されてきたことはよいことであるが、あまりに簡略化しすぎることには疑問を感じる。これらの儀式は、遺された人たちが悲嘆過程を歩むことを支える意味があると思う。

　核家族化社会では、配偶者を亡くした後、遺された夫あるいは妻は1人暮らしになる。昨今は子どもが独身のまま実家に住み続けるケースも増えているが、親の悲嘆を支えることができる子どもばかりではない。配偶者を亡くした悲しみや寂しさを子どもにも話せないまま、孤立していく人たちもいる。

高齢者は、自分自身の身体機能の低下や、社会や家庭内での役割の喪失を実感し、近親者との死別とともに自分自身の死を身近に感じるようになる。これらの喪失体験が精神面に影響することは容易に想像できる。夫に依存的であった女性は孤独になりやすいであろう。男性もまた、家事ができない場合は日常生活に疲れ、仕事を退職すると社会との繋がりがほとんどなくなり、孤独に陥りやすい。

　死別した人はサポートを必要としている。悲嘆からの回復にとって重要な鍵となるのが、他者からのソーシャルサポートだ。

### 【4】緩和ケア

　遺族ケアは、これまでも当事者によるセルフヘルプグループや、心理士や宗教家によるサポートグループという形で行われてきたが、緩和ケアの発展によって、その必要性がさらに注目されるようになってきた。

　がん医療の分野を中心として発展してきた緩和ケアは、WHO（2002、p.84）の定義の中で、「患者および家族のQOLを改善するためのアプローチ」であると述べられているように、対象として患者だけではなく家族をも含めている。さらに、緩和ケアの特徴の1つとして、「患者が病気に苦しんでいる間も、患者と死別した後も、家族の苦難への対処を支援する体制をとる」と記されている。つまり、家族へのケアは、患者が亡くなった後も遺族へのケアとして継続されるべきものとして位置づけられている。

　このような背景からわが国でも、緩和ケア病棟を中心に遺族への手紙の送付や遺族会という集いの形で遺族ケアが行われてきた。しかし、一般病棟では、遺族ケアはほとんど行われていないのが現状だ。

## 2.　グリーフケアとは何か

　グリーフケアや死別ケア、遺族ケアという言葉はよく見聞きされるが、それに関連した用語がいくつかあり、混乱することも多いと思われる。ここで、グリーフケアとそれに関連した用語を整理しておきたい。

## 【1】死別（bereavement；ビリーブメント）

　死によって大切な人を喪失した人の客観的状況を、死別（ビリーブメント）という。ここで大切なことは、死別した人とは遺族のみを指すのではないということだ。死別した人とは、家族に限らず、大切な人を亡くした人である。本書では遺族という言葉を用いてはいるが、死別者と置き換えてもらってもいい。

## 【2】悲嘆（grief；グリーフ）

　人は一生を通してさまざまな喪失体験を繰り返す。なかでも死別は大きなストレスとなる喪失体験である。悲嘆（グリーフ）は、パークス（1972/1993, p.11）のように、愛する人を失った場合に使われる言葉として限定している場合もあるが、ペットの死や離婚、失業などによっても悲嘆は生じる。本書では、愛する人を失った場合の悲嘆について述べる。

　悲嘆（grief）と悲哀・喪（mourning）の使い方は、研究者によってさまざまだ。たとえばウォーデン（Worden, 1991/1993, p.44）は、悲嘆を、悲しみや怒り、罪責感と自責、不安、孤独感、疲労感、無力感など、個人の喪失体験に関するものとし、喪失後に生じる心理過程を悲哀と定義している。

　悲嘆には個人差があり、人によって表れる反応は異なる。単なる感情的なものではなく、心理的・身体的症状を含む情動的反応だ。通常の悲嘆は一時的な反応であり、病的なものではない。

　悲嘆は、①睡眠障害や食欲減退、疲労感などの身体症状、②悲しみ、怒り、抑うつ、不安、無気力感、罪責感、自尊感情の低下、孤独感などの情動的反応、③非現実感、幻覚、侵入的想起などの知覚的反応、④混乱・動揺、集中力の低下、探索行動などの行動的反応に分類される（坂口、2005）。死別後間もないうちは、故人の足音や声が聞こえたりする幻聴や、人混みの中に故人の後ろ姿をみるなどの錯覚現象もよくみられる。

　悲嘆は死別を経験した人にとっては自然な反応であると述べたが、グリーフワーク（悲嘆作業）が死別後数ヶ月以内に始まらない遅延された悲嘆や、悲嘆が強く長期に継続する慢性的悲嘆、回避された悲嘆もある。このような悲嘆は、かつては病的悲嘆と呼ばれることが多かったが、1990

年以降、複雑性悲嘆、外傷性悲嘆、遷延性悲嘆障害などと呼ばれるようになり、現在は複雑性悲嘆といわれることが多い。複雑性悲嘆は通常の悲嘆とは区別され、薬物療法や精神療法といった治療対象となる。分離の苦痛と外傷性の苦痛という2つの症状のカテゴリーで形成されるといわれるが、その概念や診断基準はまだ統一されていない。

## 【3】悲哀のプロセス

悲嘆から回復していく悲哀のプロセスについては、さまざまな説が提唱されている。

### ❶ キューブラー＝ロスの段階理論

キューブラー＝ロス（Kübler-Ross、1969/1971）は、死にゆく人々が「否認」「怒り」「取引」「抑うつ」「受容」という5つの段階の心理過程を経て死を迎えることを示した。これは終末期の患者に限った心理過程ではなく、受け入れがたい衝撃的な事実に直面させられた人々に共通する心理過程ともいえ、患者の家族や遺族にとっても同様だ。

### ❷ パークスやボウルビィの位相理論

パークス（1970、1972/1993）やボウルビィ（Bowlby、1980/1981、pp.91-111）は、悲哀のプロセスの4位相として、① 無感覚、② 思慕と抗議、③ 混乱と絶望、④ 再建を述べている（表2）。ボウルビィらは愛着理論に基づき、悲嘆をアタッチメント（愛着）の対象喪失による分離不安として概念化している。

・第1相：無感覚
　死別直後は、自身の根本から変化した現実にとうてい対処などできないために、引きこもる。無感覚の状態は、数時間から1週間持続する。

・第2相：思慕と抗議
　喪失を事実として受けとめた後、探索行動が始まる。探索行動は愛着行動である。数週間から数ヶ月続く。亡くした人を探し求めることが不合理

**表2 悲嘆からの回復過程の諸説**

〈悲哀のプロセスの4位相〉

① 無感覚
- 「心が麻痺した」「心が固くなった」「信じられなかった」「夢を見ているようだった」などという言葉で語られる心の状態。
- 食欲がなかったり、ぐっすりと眠れなかったりすることがある。

② 思慕と抗議
- 故人の声や姿、感触をはっきり感じて、それに心を奪われる。故人と関係の深い場所や物に注意を向ける。
- 怒りや罪責感がみられる。

③ 混乱と絶望
- 日々の生活への関心が欠如する。
- 未来や人生に目的を見つけることができない。
- 抑うつの感情が生じる。

④ 再建
- 身体的な欲求・社会的な関心が回復する。
- 新たなことを計画する意欲が回復する。
- 喜びとともに過去をふり返ることができる。
- 新しい生き方や方向性が生まれる。

(つづく)

であることを十分承知しながらも、その衝動を抑えることができない。ある遺族は、歩いていたらいつの間にか夫が入院していた病院に向かっていたという。亡くなった人がいそうなところに引き寄せられるのだ。このような探索作業に心を奪われているときは、日常生活に関心を持てなくなる。死別後の探索は亡くなった人はもう戻らないことを部分的に否認することであるが、回復する機能を持つ促進的行動でもある。

　第2相のもう1つの特徴は怒りだ。怒りは悲嘆の正常な構成要素である。こんな苦しい目に遭わせた故人が非難の対象になることもあれば、生き死にの権限をもっているかのように思える医師が怒りの対象となることも多い。

**表 2** （つづき）

〈悲哀の４つの課題〉
① **喪失の事実を受容する**
・亡くなったという事実を否認したい気持ちが起こるが、「大切な人は逝ってしまい、戻ってくることはない」という事実に直面する。
・似た人を見ても、「あの人ではない」ということを自分に言い聞かせる。
② **悲嘆の苦痛を乗り越える**
・深く慕っていた人を失って苦痛を感じないことは決してありえないが、この苦痛を享受し、乗り越える。
③ **故人のいない環境に適応する**
・残された人は生活の方向性を見失ったと感じるが、それまでの人生観の問い直しを行う。
・喪失とそれによって起こった生活の変化に、自分の人生の意味を探ろうとする。
・故人が担っていた役割がなくなったことに適応するために、「その人なしでどう生きていくのか」ということに取り組む。慣れない役割を担い、持っていなかった技術を身につける。
④ **故人を情緒的に再配置し、生活を続ける**
・故人の思い出や考えを抱き続けることは自然なことであるが、自分たちの生活が続けられる在り方でそれができる。
・故人との関係をあきらめるのではなく、自分の中に情緒的に故人の適切な場所を見つけ、故人との新たな関係に出会う。

このように、落ち着きのない探求、持続的な希望、繰り返される悲観、嘆き、怒り、非難、自責感などが第２相の特徴であり、これは家族を見つけて取り戻したいという強い衝動の表れである。

・第３相：混乱と絶望
　怒りの間欠期には、抑うつ的な引きこもりの時期がある。家族を取り戻すことをあきらめなければいけないとき、抑うつや無感動の状態になる。

・第4相：再建
　その後、悲嘆による心痛が軽減していく。慣れない役割を果たし、新しい生活技術を達成する。

## 【4】グリーフワーク（grief work；悲嘆作業）

　フロイトが提唱したように、悲嘆とは単に受け身的な反応ではなく、グリーフワーク（悲嘆作業あるいは喪の仕事）という積極的な意味がある。それは、喪失の事実を認め、さまざまな感情を解放し、心理的に適応していく内的過程だ。

### ❶ ウォーデンやレイクらの課題理論

　ウォーデン（1991/1993）は、位相が嘆き悲しむ人が通過しなければならない受け身的な感じを含んでいるとし、課題という概念を提示した。課題はフロイトの悲嘆作業の概念に一致しており、嘆き悲しむ人が行動を起こす必要があり、何かができるのだという意味合いを持っている。ウォーデンは悲哀の4つの課題を、①喪失の事実を受容する、②悲嘆の苦痛を乗り越える、③故人のいない環境に適応する、④故人を情緒的に再配置し、生活を続ける、とした（表2）。

　レイクら（1991/1998）も、ウォーデンの課題という視点を有効と考え、グリーフワークの4つの課題として、①喪失を認めること、②悲嘆のさまざまな感情を解放すること、③新しい能力を身につけること、④情緒のエネルギーを再投入すること、を挙げている。この第4の課題は、最後の別れを言えるようにすることだ。自分の心的エネルギーを故人から引き離すことが課題となる。ただし、この別れは故人の思い出すべてに別れを告げることではないし、故人が忘れられてしまうことでもない。思い出が、日常生活の中のあるべき自然な場所に収まることを意味する。

### ❷ ニーメヤーの意味再構成の理論

　ニーメヤー（Neimeyer、2002/2006）は、これまでの段階理論や位相理論、さらには課題理論も単純化した理論であると見なして、異議を唱えている。人々が喪失によって示す特別な感情反応、連続性、持続期間は人に

よってかなり異なるのが実情であるし、誰もが等しく経験する普遍的な悲嘆や取り組むべき課題というものはない。悲嘆行為のプロセスが、最終的に「回復」の状態に到達することなどありえない。ニーメヤーは、構成主義的なサイコセラピーアプローチを用い、悲嘆行為における中心的なプロセスは意味の世界の再構成であると主張している。自己の体験に意味を見出し、新しいアイデンティティをみつけることだ。彼は、グリーフワークを再適応という能動的なプロセスとしてとらえている。

　私も、個々の遺族には個々のプロセスがあると思っている。個々の喪失の意味が見出されていくのだ。遺族のグループを卒業したからといって、それでグリーフワークが終了するものではない。そのプロセスは一生涯続く。それゆえ、ニーメヤーの言うとおり、悲哀のプロセスや死別者の課題を単純化して、すべての死別者に当てはめることは危険だ。

　ただ、キューブラー＝ロス（1969/1971, p.172）も、死にゆく人の心理過程の5段階は「交替し、またときによって相並んで併存する」と述べているし、パークス（1972/1993, p.151、220）も、思慕にははっきりとした終結点はなく、悲嘆の心痛は死別から年余を経た後でも再び蘇り、各位相の間を揺れ動くことが多いと説明している。レイクら（1991/1998、pp.41-42）も、始めの3つの課題は幾度となく繰り返され、だんだん深いレベルとなった後に、初めて第4の課題に取りかかることが可能になると述べている。

　遺族のサポートグループで悲哀のプロセスや4つの課題を紹介すると、「自分の状態が異常ではないのだとわかった」「自分の気持ちの変化はこういうことだったんだ」と納得し、安心する遺族が多い。個々のプロセスを一般化したり普遍化したりすることはできなくても、これらの理論を知ることで、苦しみの中にある遺族が支えられることも事実だ。私たちがこれらの理論を紹介するときに、誰もが同様のプロセスを辿るわけではないことを伝えているのは言うまでもない。個人のプロセスと意味を大切にするとともに、これらの理論をその限界と危険性を理解した上で参考にすることは、遺族のサポートを行う上でとても役に立つと思っている。

◎

　大部分の場合、死別後1年ほど経つと、ようやく人生の新しいページ

をめぐる決心がつき、普通の生活に戻って、「もう一度生き始める」ことができるようになる。しかし、親しい関係にあった人を失った場合は、悲しみからの回復に要する時間は 2 年でも足りないことが多く、大きな個人差がある。

　悲しみからの回復は決して直線的に進むものではない。命日や正月などの"記念日"や何かの折りに、悲しみが強くなることもある。それでも、悲嘆と平静との間を行き来しながら、ある時期が来れば、その人を思うとき悲しみの気持ちが生じても苦痛を伴わずに思い出せるようになる。悲嘆そのものに癒しの力がある。

　遺族ケアにかかわるようになって、そもそもどういう状態になったら回復といえるのだろうかとわからなくなった時期があった。遺族は決して元の自分に戻るわけではない。新たな生き方を獲得し、人間的に成長していく。子どもの頃からさまざまな喪失を繰り返し体験している私たちにとって、グリーフワークは成長の機会となる。そんなときに出会ったのが、"resilience"と"adaptation"という言葉であった（Sandler et al, 2008）。

　"recovery"は悲嘆を疾患ととらえ、元の健康な状態に戻るという治療モデルの考え方になる。しかし、大切な人と死別した人は元の状態に戻るのではない。故人のいない環境と、喪失によって変化した個人との間に、調和した関係が保たれるようになり、人生に自身を再統合していく。それが adaptation（適応）だ。adaptation という概念は死別に続く変化のプロセスを最もよくとらえており、そのような adaptation の結果は resilience によって示されるという。

　resilience は、昨今"レジリエンス（レジリアンス）"という言葉でさまざまな領域で聞かれるようになった。resilience とは、もともと弾力性や復元力、回復力という意味だ。精神医学におけるレジリエンスには、回復因子と回復に向けた力動的過程という 2 つの意味があるという（加藤ら、2009, pp.9-12）。つまり、レジリエンスとは、厳しい状況にあっても、人間がもつ内的な力によってその状況を跳ね返して適応し、立ち直れる力であり、その過程である。悲嘆に関しても、それをマイナスととらえるのではなく、人間的成長の契機として意味づけることができる。

　本書で"回復"という言葉が出てくる場合、それは"適応"の意味であ

り、"回復過程"は"適応過程"であり、レジリエンスを意味する。元の状態に戻るという意味ではなく、新しい環境に適応していくことであり、死別体験をきっかけに人間的に成長していくことも含んでいる。そのプロセスに終わりはない。

## [5] グリーフケア（grief care）

　グリーフケアは、死別ケアや遺族ケアともいわれる。死別ケア（bereavement care）が海外では最も一般的な用語のようだが、本書では看護師が経験する喪失へのケアも含めるので、死別ケアも含むグリーフケアという用語を用いる。

　グリーフケアとは、喪失を経験した人への援助であり、グリーフワークが自然に進むようにサポートすることだ。たとえば、先に挙げたウォーデンのモデルに従えば、4つの課題を達成できるようにケアすることがグリーフケアの目標になる。グリーフケアは、死別への病的な影響を予防したり、複雑性悲嘆にある人を発見することにも役立つであろう。

　グリーフケアの方法としては、手紙の送付や電話、遺族会、遺族外来、遺族カウンセリング、グループ療法などがある。

　提供すべき内容としては、「情緒的サポート」だけではなく、日常生活の問題に対する直接的な援助である「道具的サポート」、悲嘆や悲哀のプロセスなどについての知識を提供する「情報的サポート」、複雑性悲嘆などに対する「治療的介入」がある（坂口、2005）。ケア提供者はできることとできないことを見極め、できないことはすみやかに専門家に委託することが必要だ。

　ウォーデン（1991/1993、p.49）は、グリーフカウンセリングとグリーフセラピーを区別している。グリーフカウンセリングは、通常の悲嘆を対象にして悲嘆の課題を上手に成就できるように援助することであるのに対して、グリーフセラピーは、複雑な悲嘆反応を示す人たちへの専門的な援助であるという。レイクら（1991/1998）も、同じ意味で悲嘆援助と悲嘆療法を区別している。

　遺族が勇気をもって悲しみ、苦痛を感じることができるためには、悲嘆を支えてくれる人たちが必要だ。ただし、自然な悲嘆の過程は、たとえセ

ラピーによっても早めることはできない（Leick et al、1991/1998、p.90）。悲しみや悔いが消えるわけでもない。グリーフケアとは、悲しみや悔いを抱えながらも生きていくことができる力を取り戻していくことを支えることである。

# 第3章 悲嘆にある家族・遺族への対応

　私たちは、大切な人を失おうとしている家族や大切な人を失った遺族に、どのようなケアを提供できるのであろう。本章では、悲嘆を経験している家族・遺族へのケアについて論じたい。

## 1. 家族の不安に答える

　弱っていく患者を前に、家族は戸惑うばかりでどのように接すればいいのかわからなくなる。家族からしばしば聞かれる不安には、「気持ちが沈んでいるように見えるので励ましているけど、いいのでしょうか」「患者の前では泣かないようにと思っているけど、つい涙が出てしまって」「もう死ぬのかと聞かれたら、どのように答えればいいのでしょうか」「告知はしないといけないのでしょうか」「弱っていく患者に何もしてあげられないのがつらい」「つじつまの合わないことを言うので、頭までおかしくなったのではないかと不安になる」などというものがある。そういう質問にどのように答えたらいいかを、資料1（▶p.221）として示したので、参考にしていただきたい。

## 2. 死後の患者のケア

　ある家族が、「亡くなったうちの人の顔を看護師さんが素手でなでてくれて、とても感動しました。ありがとうございました」と言った。遺体として扱われるのではなく、その人が生きていたときと同じようにケアされることで、家族は患者を大切にしてもらえたと感じる。同様に、意識がなくなった患者にも優しく声をかけてケアしてくれる看護師の姿は、家族をどれだけ慰めてくれるだろう。

いつも感動するのは、患者は息を引き取る直前まで、それまでの苦しみを顔に表していても、亡くなると次第に安らかで穏やかな表情に変化することだ。看護師がその人たちの髪を洗い、身体を清め、家族に前もって用意してもらっていたお気に入りの服を着せ、薄化粧すると、誰もがいい表情に蘇る。家族は「亡くなって楽になったんだって安心した」と言う。悲しみの中で、故人の安らかな表情に出会えることで、遺族はどれだけ救われることだろう。美しく化粧してもらえたことに家族は感謝する。死後の患者のケアは家族ケアでもある。できる部分は家族に参加してもらうことも、家族ケアになる。

映画『おくりびと』がアカデミー賞を受賞したのは、エンバーミングのように遺体を人工的に処理することとは異なる（もちろん、欧米ではエンバーミングが必要だった必然的な歴史がある）、人の手によって亡くなった人を清める日本古来の所作が、海外の人たちの心にも共感を呼んだからだろうと思う。死に対する畏敬の念を表すことはもちろん、遺された家族の生をも支える、素晴らしい日本の文化だ。

また、「病院を出るとき、たくさんの人が見送りに来てくれて、こんなに多くの人から夫は大切にされていたのだと嬉しかった」と、後日、語ってくれた遺族もいた。これもまたケアである。

## 3. 子どもをもつ人へのアドバイス

子どもは親の病気の重大さを知らされていないことが多い。大人は、子どもだから説明してもわからない、子どもにはショックが大きすぎる、などと考えている。子どもを守るためだと言いながら、実は子どもの反応が恐かったり、伝えること自体が大人自身に現実を突きつけられるようでつらかったりするのかもしれない。

しかし、子どもは子どもなりに尋常ではない事態を感じ取っている。遺児のためのケア合宿「あしながレインボーハウス」の記事（朝日新聞、2007）には、がんで治ると言われていた子どもが嘘をつかれたと思うようになり、「もっとお見舞いに行っておけばよかった」などの後悔が続くこ

**表3 子どもの「死の概念」の発達**

> 0〜2歳：「別れ」または「動かない」と理解していると考えられる。
> 3〜5歳：死を旅行などの一時的な別離や睡眠と考え、別の世界（天国・星）へ行く、別の存在（天使・幽霊）になって「生き返る」と考える。
> 6〜11歳：死の非可逆性（生き返れないこと）を理解するが、死を「透明人間、幽霊、神」のように擬人化したり、魂の存在を信じたりする。死の普遍性（すべての人がいつかは死ぬこと）に気づきながら、悪事に対する罰と考えたり、回避できるものと考えたりする。
> 12〜18歳：死の普遍性を理解する。

〔藤井裕治（2002）子どもが考える「死の概念」の発達．ターミナルケア 12（2）：88-92から引用〕

とがあると記されていた。合宿に参加した小学校5年生の子どもは、5歳のときに父親を亡くした後、突然吐き気に襲われる心因性嘔吐を発症し、「お父さんのところに行きたい」と話すこともあるという。親が病気になると、「僕が悪い子だからお父さんは病気になった」と思ったりする。子どもは本当のことをうすうす感じ取っている。しかし、大人から曖昧にされたり、隠されたりすることで、ますます喪失に対処できなくなってしまう。子どもの死の理解に関しては諸説があるが、藤井（2002）はこれまでの研究者の報告をまとめて、表3のように説明している。

　就学前の女の子が母親を亡くした。当然、亡くなることは知らされていなかった。女の子は主治医に、「どうしてお母さんは死んじゃったの！」と、泣きながら詰め寄った。主治医は病気で亡くなったことを説明した後、「いまはまだ小さいからよくわからないかもしれないけど、大きくなって疑問があれば、いつでも先生のところにおいで。ちゃんと説明してあげるから」と言った。女の子は「わかった」と答えたという。

　話は逸れるが、子どもと同様、精神疾患をもつ人にどの程度、身内が死にゆくことを知らせるかもよく問題になる。しかし、これまでの私の経験では、周りのサポート体制が整っていれば、彼らは大切な人が亡くなっていくことを理解できるし、直面することもできる。むしろ、彼らの態度に感動を覚えることのほうが多かった。精神科の主治医と相談した上で、精

神状態が悪化することを恐れず、臨終場面に立ち会わせたほうがいいと思う。

　子どもも大人と同様、親や兄弟の死は心身への影響を受ける。大人のように言葉で感情を上手に表現できないために、悲嘆の表現の仕方は複雑になる。子どもにどのように親や兄弟の病気や死にゆくことを説明したらいいかは、いくつか本も出版されているので参考にしてほしい。たとえば、『私たちの先生は子どもたち！──子どもの「悲嘆」をサポートする本』(Espie／細谷、2005) がある。厚生労働省支援事業である Hope Tree では、大人がどのように子どもへ病気の説明をしたらいいかをパンフレットやホームページで紹介している (表4)。

　絵本なども活用できる。たとえば、スーザン・バーレイの『わすれられないおくりもの』(Varley, 1984/1986) は、動物たちから慕われていた長老のアナグマが亡くなり、悲しみに沈む動物たちがアナグマの思い出を語り合いながら、アナグマが遺してくれたものに気づき、悲しみを乗り越えていくという物語だ。大人がこの絵本に触れると、大切な人は亡くなったけれど、その人が遺してくれたものがあるのだというところに感じ入る。ところが子どもの場合は、大人とは必ずしも同じではない。小児科医の細谷亮太氏は、身体が弱って走ることもできなくなっていたアナグマが死んで、長いトンネルをもう杖を使うことなしに力強く走り続ける箇所に、子どもは注目するという。たとえば、ある兄は「弱っていた弟がこんなに元気になれるのだ」と安心したという。以前、父親を亡くす子どもにこの絵本を見せたときに、やはり同じように感じていた。

　いまは、子どもへの病気の説明について相談に乗ったり、子どもをサポートすることなどを専門とするチャイルド・ライフ・スペシャリストも活動している。

　葬儀に子どもを参列させることはもちろん重要だ。葬儀では大人が泣くことや、それはおかしなことではなく自然なことであることを、前もって子どもに話しておくこともいいだろう。

　資料2（▶p.222）は、小学1年生の子どもに父親の病気をどのように伝えればいいか悩んでいた母親に宛てた、私の手紙である。

**表4　子どもへの病気の説明の仕方**

〈子どもの気持ちに寄り添うには〉
◉あなたの気持ちを伝える。
「あなたらしく過ごしてくれることが何より嬉しい」という気持ちなどを伝えると、子どもは安心できる。
◉嘘をつかない。
ごまかしたり、嘘をついたりすると親もつらくなるし、子どもも疎外感をもつことがある。子どもの特徴や年齢に合わせた話をすると、親子の信頼関係が深まる。
◉誰のせいでもないことを伝える。
自分のせいで家族が病気になったと感じる子どももいる。誰のせいでもないと伝えることで、子どもの罪悪感を取り除くことができる。
→子どもを蚊帳の外におかず、ケアの輪に入れ、「あなたもサポーターの1人なんだよ」ということを伝え、子どもの自尊心を育てる。

〈思春期の子どもの場合〉
◉思春期の子どもは、親に世話をしてもらうことを望む一方で、自立しようともがいており、依存と自立の相反する感情を同時に体験する。そのような時期に、親ががんと診断されることによって、思春期特有の問題のほかに新たな課題を抱えることになるが、別の視点から見ると、新しい家族関係を作るきっかけにもなる。
◉思春期の子どもは
・親の病気に関する情報を欲している。
・自分の気持ちを表すのをためらうことがある。
・口に出さなくても、どうしたら親の役に立てるのかを自分なりに考えている子どももいる。
→思春期の子どもは、十分親をサポートできる存在であることを信じる。

〔リーフレット「パパやママが"がん"になったら」Hope Tree 厚生労働省支援事業より引用〕

## 4. グリーフケアのポイント

### 【1】その人にとっての真実を尊重して聴く姿勢：受容と共感

　信子さんは家族の最期の場面で医療者に対する不信を抱き続けていた。カルテを見直したが、彼女が信じていることと事実との間にはずれもあるようだった。医師ともう一度話すことも勧めてみたが、結局信子さんは医師に会おうとしなかった。ファシリテーターは、いま事実をわかってもらおうとしても、信子さんにとって意味がないことを理解し、彼女にとっての真実を尊重し、聴く姿勢をとった。次第にそれまでの他者批判から、「亡くなる瞬間がわからなかった。それだけが心残りで自分を責めている」「急だったので存分に看病できなかった」という自責感や、「長い間、苦しんでいたからゆっくりと眠れてよかったね。もう苦しまなくていいよという気持ちだった」と、家族が苦しみから解放された安堵感も語られるようになった。その後「寿命だから誰も責めることはできない。しようがない」と言うようになった。

　時に遺族の語る内容が事実とは異なる場合がある。そのとき、事実と異なることを指摘してもなんの助けにもならないことがある。むしろ、わかってもらえないという気持ちになり、被害的になったり、ますますそのことに固執したりするようになる。遺族が言っていることが事実か否かということにこだわっている限り、相手が語ることや伝えたいことを聴くことはできない。客観的事実はどうあれ、遺族がそれを信じているということがその人にとっての真実だ。まずは、いまのその人にとっては真実であること（心的現実）を理解し、その人の真実を尊重し、話を否定せず、傾聴する。遺族は安心して繰り返し語り続けることで、自分で解決の道を見つけていく。

　第1章で、「家族・遺族が傷つけられる言葉」を挙げた。「頑張って」「そんなこと言わないで」と言うのは、相手のつらい状況に、こちらもつらくなってどうしていいかわからずに、つい言ってしまうという場合もある。「もう頑張れない」「もう何もかもどうでもいい」「私も死んでしまいたい」と訴えるときは、その言葉を否定するのではなく、〈もう頑張れな

いと思うのですね〉〈そんなふうに思ってしまうぐらい、つらいのですね〉などと、共感的に聴くことが大切だ。そうすれば、弱音の背後にある気持ちをもっと語ってくれるだろう。

　紋切り型の挨拶も無意味なことがある。何も言わないほうがよいこともある。適切な言葉などない。ただ抱きしめたり、そばにいたり、訪問したり、手紙やメールを送ったりする行為自体が、1人ではないことを伝えるメッセージになる。

## 【2】自然な反応であることを保証する

　京子さんは夫の死後、娘が同居してくれていた。娘の生活もあるので早く自分の家に帰ってもらわなければと思いながらも、不安で1人ではいられず、そんな自分を責めていた。私は〈早く帰ってもらわなきゃと思う必要は、いまはないです。そのうち自然に大丈夫と思えるときが来ます。いまは立ち直れなくていい〉と伝えた。

　その後、京子さんは「1人でやれそうな気がしました。以前、自然ともう大丈夫かなと思えるときが必ず来ると言われたけど、あっ、これだったんだなって」と語った。

　遺族は、いつまでも悲しんでいる自分を弱い人間だと責めたり、精神的におかしくなったのではないかと心配したりする。いまの状態は決して異常ではないと保証し、悲嘆から回復していくためには泣くことや語ることは悪いことではないし、むしろ大切なことで、亡くなった人へ怒りや罪責感を感じるのも自然な反応だと伝える。亡くなった人の幻覚をみるのは異常ではなく自然な反応であることや、子どもの要求に応じられなくても悪い親ではないということも、必要に応じて伝える。

## 【3】感情表出を支える
### ❶語ることを支える

　哲さんは抑うつ状態が顕著だったが、自分の感情を素直に語り、よく泣いた。日常生活のふとしたことで感じる、妻がいない悲しみを語った。一周忌を終えて、「以前はやけになって山に登っていた、死んでもいいと思って。でも、いまは山に行かなくても、家で家事をするのが楽しくなっ

**表5 語ること：遺族の言葉から**

- 「話をすることで気持ちが楽になる」。
- 「自分をふり返ることができた」。
- 「心残りなことが整理できたような気がする」。
- 「切ない思いを胸に抱え込んでいては、いつまでも本当に立ち直ることはできないことがわかった」。
- 「素直に話せるようになり、少しずつ寂しさだけの気持ちから抜けられるような感じ」。

てきた」と語るようになった。

　遺族の多くは家族を亡くした悲しみを他者に話すことができない。安心してさまざまな感情や思いを語ることができるように支援する必要がある。グリーフケアの中で遺族は「話をすることで気持ちが楽になる」「心残りなことを整理できた」など、語ることの重要性を述べていた（表5）。

　坂口ら（2002）の遺族を対象とした調査では、感情の表出は精神的健康の改善を認めたが、他者への表出は精神的健康の改善と有意な相関は認められていない。他者への表出は、その他者に自分の感情を受けとめてもらえなかったと認知した場合は、表出したことは役に立たず、逆に傷つくだろう。しかし、カウンセリングやサポートグループでは、安全かつ安心できる場で、専門家や同様の体験をしている仲間から自分の感情を受け止めてもらえたと実感できる。他者への表出に効果があるのは、他者に受け止めてもらえたと実感できるときなのだ。

❷ 泣くことを支える

　綾子さんは初めてサポートグループに参加して、涙が止めどなく流れ、「すみません」と何度も謝った。するとほかの参加者たちが、「私もその頃はつらかったからよくわかる。でも泣くのを我慢するのはよくないの。泣きたいだけ泣けばいいのよ」「いまが一番つらいとき。ここは泣いてもいいところ。私もたくさん泣かせてもらった」と伝えた。

　パークス（1972/1993、p.27）は、パプアニューギニアのフリ族の研究を

**表6 泣くこと：遺族の言葉から**

・「悲しいとき、寂しいときは思いっきり泣けばよいのだと思った」。
・「涙を流すとき、真実の自分をさらけ出すことができる」。
・「泣けなかったら心の中も渇いたままだったろう」。
・「泣くことで強くなれる」。
・「ここに来て泣けることで前向きになれるような気がする」。

紹介している。死別後1年以内の寡夫の死亡率が寡婦の死亡率と比べて高かった。女性たちは「号泣の館（ドウグアンダ）」で昼夜を問わず泣き叫ぶことができるのに対して、男性にはそれを許されていなかった。泣き叫ぶことが悲しみを和らげ、死亡率を下げる役目を果たしていたと考えられる。

　レイクら（1991/1998, pp.21-23、71-72）は、悲嘆作業と泣くこととの関連について述べている。涙の中には精神と肉体の双方を癒す力があるという。しかし、浅いレベルでの泣く行為は「呼びかけ泣き」と言われ、赤ん坊が母親を呼ぶ涙に似ている。それは故人を追い求める涙であり、失ったものを手放そうとしない人たちにみられ、緊張の緩和は生じない。赤ん坊は母親が戻ってきて初めて安堵できる。しかし、故人は決して戻ってはこないのだ。慢性の悲嘆にくれる人たちの中にそのような泣き方が多いという。癒す力がある涙は深いレベルでの泣く行為であり、それは「手放し泣き」と言われる。この深いレベルで緊張を緩和してくれる涙は故人を離す涙であり、喪失したものを手放すことができるようになって初めて流すことができる。故人に再会することはありえないことを受け入れるのだ。

　泣くことは自分の弱さを意味することだと思っていたり、忙しくすることで悲しみを感じないようにしたりする遺族が多い。遺族は悲しんだり泣いたりするとその状況に負けてしまうと思い込んでいる。しかし、泣くことは悲しみを流すことだ。「泣けなかったら心の中も渇いたままだったろう」「泣くことで強くなれる」などの言葉は、私が出会ってきた遺族の声である（表6）。

　遺族に泣いてもよいと保証し、泣くことができる場と時間を用意するこ

とが大切だ。素直に気持ちを語ったり、涙を流したりする人のほうが、当初うつ状態が強くても順調に回復していくように思う。

❸ 怒りを受け止める
　りみさんは「どうして若い夫が先に逝っちゃったの！」「死別を受け入れるってどういうことなのか教えてほしい！」「運命ってなんですか！」と、答えられない問いを突きつけてくる激しい面があった。ファシリテーターの目をじっと凝視して、まるで私から逃げるなと言われているようだった。スタッフはグループ後のレビューで、りみさんの姿勢に苦しくなる気持ちを共有しながら、いまの彼女に私たちができることは、その怒りから、つまりその目から逃げないでその場にいることだと話し合った。回を重ねるごとにりみさんの目は穏やかになっていった。ある参加者が「夫が健康診断さえ受けていれば……」と言ったとき、ずっと"運命"にこだわっていたりみさんが「健康診断を受けていれば助かったとかそういうものでもないし。不思議ですよね。そればっかりはわからないことなのかなって」と伝えた。

　怒りは悲嘆の正常な構成要素であり、怒りの表出は悲嘆から回復していくための大切な感情表出だ。医療（者）への怒り、故人への怒り、運命への怒りなど、怒りはさまざまである。

　ボウルビィ（1980/1981、pp.92-100）は、怒りは死別者が断ち切られた愛情の絆を取り戻そうとするむなしい努力であり、怒りが続く限り喪失は永続的なものとして受け入れられることなく、希望が続くという。レイクら（1991/1998、p.73）は、適切な処置をしてくれなかった医療者を責めている限り、故人は完全に死んでおらず、死が変更できるかもしれないという魔術的な可能性への期待があるという。ウォーデン（1991/1993、p.29）は、怒りの発生源は、① 誰もその死を食い止めることができなかったという挫折感と、② 近親者を失った後の一種の退行的経験、つまり「私を1人にしないで！」というメッセージであるという。

　自らの怒りを認めることは難しく、怒りは本来の対象に向けられずに置き換えられることが多い。カウンセラーやグループファシリテーターに向けられることもある。怒りを向けられることはつらい。怒りを感じている

ことに共感することも必要であるが、とにかく怒りから逃げずに向き合うことが大切だ。人は怒りや恨みなどネガティブな感情を持ってはいけないと思いがちである。しかし、どんな感情も大切な感情だ。遺族は安心してネガティブな感情を表出できることで、現実を受け止められるようになる。

## 【4】気持ちを語ることに抵抗を示す人への配慮

　光男さんが妻の思い出の品を持ってきて、妻の思い出を語った。ファシリテーターが〈もし、いま、ここに奥様がいたらなんて声をかけますか？〉と問いかけると、一瞬絶句して「残酷なこと言うんじゃないよ……」と吐いた。ファシリテーターが〈奥様は逆になんて言うと思いますか？〉と問いかけると、「一緒に帰ろう、帰ろうって。それだけですよ、それだけ……（涙）。意気地がないもんでね……。泣かないようにしないと」と、涙を堪えた。
　感情への直面化に耐えられない人であることがわかり、ファシリテーターからは感情に焦点づけないことにした。すると、ほかの参加者の話をきっかけに、「手足をもぎ取られたなんてもんじゃない。身体中のものをもぎ取られたような感じですよ」と、自らぽろりと気持ちを表出するようになった。
　特に男性は、感情を語ることや泣くことは恥ずべきことであり、悲しまないで頑張らなければいけないという思いにとらわれていることが多い。そのような気持ちが強い人にとっては、サポートグループやカウンセリングの場は居心地よい場ではなく、逆に脅かされかねない場にもなり、参加を中断する場合がある。感情表現が難しい人は、ほかの参加者の話も共感的に聴くことが難しい。
　感情を語ることに抵抗を持っている人に対してはかかわりを工夫して、無理に感情に焦点づけようとせず、その人のペースでいられるようにすると、光男さんのように少しずつ感情を表現できるようになる場合もある。

## 【5】家事が未経験だった人への配慮

　ある男性が「ご飯を炊いて保温しておいたら、まずくなっちゃって」と言うと、「それはね、保温しないで、小分けして１食分ずつ冷凍保存すれ

ばいいのよ」と、女性の遺族が教えてあげた。「スーパーに行っても魚1尾だけって売ってなくて」と別の男性が言うと、さっきの男性が「スーパーの店員さんに、1人暮らしだからって言ったら1尾にして売ってくれましたよ。最初はね、そんなことを言うのは惨めだったけど、言ってみるもんですよ」と、教えてあげていた。

　特に、男性は妻を失うことで、その悲しみだけではなく、家事ができないという日々の生活の苦労を伴うことが多い。グループでは互いに家事の苦労を語ったり、工夫についてアドバイスを受けたりすることにも大きな意味がある。

### 【6】知識の提供

　あるとき、サポートグループで、悲嘆からの回復のプロセスについて説明した。正さんは「落ち込んだり、激しい感情が出てきたりして駄目な人間だと思っていましたが、自分は異常ではない、みんな同じ道を通るのだとわかって安心しました」と語った。

　悲嘆に関する知識を提供することもグリーフケアになる。遺族は悲嘆からの回復のプロセスを知ることにより、自分が歩んできた道をふり返り、自分のいまの状態は決して弱いわけでも異常なわけでもなく、悲しみから回復していくために必要な道を歩んでいるのだと知ることができる。

### 【7】有益なアドバイス

　美穂さんは最愛の母親を亡くし、悲嘆に暮れていた。恋人の何気ない言葉にも傷つき、別れることを考えていた。私は〈いまは大事なことを決めるときではない。そのことはしばらく置いておいて〉と伝えた。

　数年後、彼と結婚しましたという知らせが届いた。

　時には専門家としてのアドバイスも必要となる。たとえば、気持ちが不安定なときは適切な判断が無理なので、大きな決断はしないほうがよい。薬物療法が必要だろうと思われるときや自分には力不足だと判断されるときには専門家を紹介する。

　一見、指示的なかかわりに見えても、これらの姿勢は深い共感と支持の元に行われなければ、有益なアドバイスにはならない（表7）。

**表7　有益なアドバイスの例**

- 「気持ちが不安定なときには大きな決断はしないほうがいい」。
- 「悲嘆から回復していくためには泣くことや語ることは悪いことではないし、むしろ大切なこと」。
- 「涙や怒りの中に癒しの力がある」。
- 「いまの状態は決して異常ではない」。
- 「悲しむことは健康なことであって、病気ではない」。
- 「亡くなった人へ怒りや罪責感を感じるのは自然な反応」。
- 「亡くなった人の幻覚をみるのは異常ではない。自然な反応」。
- 「子どもの要求に応じられなくても悪い親ではない」。
- 「他者の援助を求めるのは適切なこと。それは健康な力」。
- 「専門家を紹介します」。

## 【8】直面化

　満子さんは夫と死別後1年半が経過して、日常生活を楽しんでいるようであった。しかし、サポートグループの卒業の話を向けると、「まだできない」と拒んだ。〈ここに参加するのなら、ちょっと頑張ってご主人に対する思いをしっかりみつめてみましょう。ご主人への手紙をもう一度書いてきてくれますか〉と直面化を促した。

　満子さんは「手紙を書いて1週間ぐらい、読み返すたびに無性に涙が出たんです。ところが夫が夢の中に出てきてから泣かなくなりました。いつもここにいるような気がしていたのが、夢を見てから、ああそういえばあまり感じないなと思ったんですよね。これを書くことによってけじめになったんだと思うんです」と語った。

　遺族へのかかわりは基本的に支持的なアプローチが有効であるが、家族が亡くなったという事実への直面化が必要なときもある。たとえば、故人へ手紙を書いてきて読むことは故人の死に改めて直面し、現在の心情を整理・確認し、気持ちを収めるイニシエーションとしての役割を果たす。

## 【9】"いま"に焦点づける

　貞子さんはあるとき、夫からプレゼントされたものを持ってきて語った。「このとき私は娘でもあるまいしって馬鹿にして開けもしなかったの。聴きもしなかった。一度も開いたことがなかったんですよ。本当に記念になっちゃった。これを見ると涙が出るわ。どんな思いで買ってきたのかと思って。もっと喜べばよかったなぁ、悪いことしたなぁって。大事にしようと思って」と語った。ファシリテーターが〈いま、ここにご主人がいたらなんて声をかけてあげたいですか？〉と問いかけると、「悪かったね、ごめんねって言ってあげたい。私は私で一生懸命生きていくからって言うしかないわね」と答えた。

　"いま"に焦点づけるとは、〈いま、ここにご主人がいるとしたら、ご主人になんと言いたいですか？〉〈いま、ここにご主人がいるとしたら、ご主人はなんと言うと思いますか？〉〈いま、ご主人は何処にいる感じですか？〉などと問いかけることだ。その人について語るのではなく、その人に向かって語りかけるのである（Worden、1991/1993、p.72）。これらの問いかけは、故人に対して言えなかった心残りを伝えると同時に、"いま、ここで"を強調することを意味する。ただ単に過去の思い出に浸って過去にさかのぼるのではなく、それを"いま"に結びつけることによって、いまを生きられるように支援する。

　ヘッキとウインスレイド（Hedtke et al、2004/2005）は、遺族が亡くなった家族と対話することを奨励し、それを内在化された他者との会話と呼んでいる。"いま"という言葉を使って、亡くなった人の声を過去のものにするよりも、現在形で言うように工夫する。それは、このような内在化された発言が元々それを発話した人が亡くなってからもずっと生き続け、この声を遺族が生きていくための現在進行形の資源として生かし続けることを望むからだという。

## 【10】身体および精神症状を把握する

　悲嘆は身体や精神に影響をおよぼす。通常の自然な反応として見守っていいものか、精神科など専門家を紹介したほうがよいものかどうかを判断する必要がある。そのために、「食欲はどうですか？」「夜は眠れています

か？」などと質問し、状態を把握する。自殺の危険性がある場合には、「つらくて自殺したいと思うことがありますか？」と、率直に尋ねることも大切だ。

## 【11】グリーフケアの時期

　パークス（1972/1993、pp.274-275）は、死別後2週間ほどの間に遺族にとって必要な人は、悲しみを共感する人ではなく、遺された人のそばを離れず、日常の家事を何も言わずにこなし、指示などを与えない役割を担ってくれる近親者や友人であるという。

　ウォーデン（1991/1993、p.51）は、グリーフカウンセリングの時期は、葬儀後早くても1週間経ってから開始されることが適切であるという。また、死別後間もない人にはグループ経験は無理なので、グループ療法には死別後6週間以内の人を入れないことが重要であるともいう（p.74）。ほかに、電話のタイミングは、葬儀の2週間後ぐらいが適切であるという文献もある（Kaunonen et al、2000）。

　遺族にとってのつらい時期を理解していることも重要だ。それは、四十九日が終わって忙しさが一段落し、しかも周囲の人たちの気遣いが減る3ヶ月頃や記念日である。故人との記念日は悲嘆がぶり返すことが多い（一周忌、故人の誕生日、結婚記念日など）。また、クリスマスや正月など、世の中の人たちが家族で楽しんでいる時期も、遺族にとってはつらい。

　以上、グリーフケアに役立つスキルを紹介した。直面化やいまに焦点づけるといったスキルは専門性の高いものなので、すぐに実践することは難しいと思われる。しかし、それ以外のスキルに関しては、家族や遺族にかかわるときに大切な姿勢として、すぐにでも活用できるものだと思う。

　グリーフケアによって遺族がどのように変化していくかは、第Ⅱ部第5章のサポートグループの実際のところで、さらに詳しく述べることとする。

## 5. 悲嘆のアセスメント

　複雑性悲嘆になる危険性があるかどうかをアセスメントできれば、より早期にアプローチすることが可能になる。

　パークスは悲嘆を悪化させる因子を挙げている（1972/1993、pp.203-256）。レイクら（1991/1998、pp.96-129）も、悲嘆作業を行うための予防的援助を必要としているかのパラメーターとして、「喪失を取り巻く状況」「悲しんでいる者の性格と失った人や物への愛着度」「悲しんでいる者の心理社会的状況」の3つを挙げている。

**表8　悲嘆を悪化させる因子**

(1) 喪失を取り巻く状況
　・突然の「早すぎる」死なのか？
　・適応のための時間はあったのか？
　・穏やかな死だったのか？
　・家族はどれほどの心的外傷を受けたのか？
　　事故死、急性疾患による死亡、自殺、殺人、近親者の立て続けの死
(2) 悲しんでいる者の性格と失った人や物への愛着度
　・人は感情を表すべきではないと学習していないか？
　・愛着が正常か？
　・親密だが複雑な愛着か？
　・関係が情緒的に隔たっているか？
　・共生的な関係か？
　・愛憎関係か？
　・子どもを亡くしたのか？
(3) 悲しんでいる者の心理社会的状況：ソーシャルサポートの問題
　・悲しんでいる者の情動を受け止めてくれる人がいるか？
　・現実的なサポートをしてくれる人がいるか？
　・幼い子どもたちとともに取り残されていないか？

〔Leick N, Davidsen-Nielsen M（1991）/平山正実、長田光展監訳（1998）癒しとしての痛み——愛着，喪失，悲嘆の作業．岩崎学術出版社，pp.96-129 から引用〕

表8は、レイクらの3つのパラメーターについて説明したものだ。看護をする上で、家族の悲嘆をアセスメントするときに役立つであろう。レイクらは、死別後6ヶ月ぐらいで悲嘆の中に自由に出入りし、ときに安堵感を見いだせるようにならないと、慢性的悲嘆に進行する危険性があると述べている。慢性的悲嘆の予後は不良なので、状態が固定してしまう前に介入することが必要であるという。

## 第Ⅱ部

# 遺族のためのサポートグループ

あるとき、新しい参加者の一成さんがイライラした調子で語りました。
「こういう会で教育とか慰めとか指導とかはやらないんですか！」。
グループの中に緊張感が走る中、カウンセラーがなんとか説明しようとしましたが、納得できない様子でした。
「皆さんで話し合いなさいということですか！」。
すると、研修を終えた後も自分の休みを利用して参加し続けている看護師の篤美さんが話し出しました。
「これまで、私たちから特に気持ちをこうもちなさいと言ったことはありません。思いを語っていくことで、だんだん自分で見つけていくんです。語ることが回復していくプロセスなんだと、皆さんをみていて思います。一成さんもまずは続けて来てくれればいいのかなと思うんです」。
その日は書記でグループの輪の外にいた私は、篤美さんの言葉に深く感動しました。篤美さんがいつの間にかこんなに成長していたんだ！
「それこそ皆さんはどういう気持ちをもっているんですか？」。
一成さんが今度はメンバーである遺族に問い掛けてきました。その言葉に、メンバーが語り始めました。譲治さんが口火を切りました。
「そうだね。その人その人の考え方があるからね。子どもじゃないからそうしなさいって言われてもね。妻が亡くなって2年半になるけど、いまだに妻の物に手をつけられないですよ。だけど、みんなと話をして、それだけでも楽になる」。
桃子さんが続きました。
「私も来た当初は座っているのもつらくて、涙ばかり。でも、同じ経験をした人たちだから自分の気持ちをわかってくれるんだって、ほかでは話せない話を何回も何回もしました。徐々に気持ちが落ち着いてきました。自分だけがそういう思いをしているわけじゃない。悩んでいることは同じなんだって。最初はつらいかもしれないけど、何度か足を運べば楽になってくるんじゃないかなって」。
これこそがサポートグループの醍醐味です。1人ひとりの力は計り知れない。1人ひとりの存在はかけがえのないものです。だからグループは止められないんです。

# 第1章 繋がりを回復するグループアプローチ

　グループアプローチの始まりは、ボストンの内科医プラット（JH Pratt）が、結核患者を対象に講義をしたり、聖書や詩を一緒に読んだり、話し合ったことに始まったといわれる（野島、1999）。そのようなグループに参加しないほかの患者に比べて、参加した患者は闘病意欲や治療効果が高まったという。野島（1999, p.6）は、グループアプローチを「自己成長をめざす、あるいは問題・悩みをもつ複数のクライエントに対して、1人または複数のグループ担当者が、言語的コミュニケーション、活動、人間関係、集団内相互作用などを通して心理的に援助していく営みである」と定義している。その目的は、① 心理的治療、② 教育（訓練）、③ 心理的成長のうちのいずれか、あるいはそれらが複合しているという。
　本章では、グループアプローチの中のいくつかの方法について説明した後に、グループアプローチの本質について、私見を述べようと思う。

## 1. さまざまなグループアプローチ

**【1】集団精神療法**
　集団精神療法とは、「3人以上のメンバーが一定の期間、決まった場所・時間に集まり、患者個々の治療的変化を目的として行われるフォーマルな集団活動」であり、その集団活動は、「集団の心理的相互作用が治療的責任を負った治療者によって組織され、保護され、統制されたものを指し、結果として治療的になるものではなく、当初より治療的となることが意図されて計画され、展開されるものである」と定義される（井上ら、1994）。集団精神療法は、精神科領域で広く展開されてきた。中でも精神分析の理論や技法に基づいた集団精神療法は、精神分析的集団精神療法といわれる。

## 【2】エンカウンターグループ

　グループを教育や心理的成長のために用いる集中的グループ経験には、Tグループ（Tはトレーニングを表す）、エンカウンターグループ、感受性訓練グループ、ゲシュタルトグループなど、多数のグループが含まれる。

　エンカウンターグループは、ロジャーズ（Rogers、1970/1982）が個人心理療法の知見を一般人の対人関係の改善・促進に発展させたものであり、治療を目的としたものではない。基本的に精神的に健康な人たちを対象として、個人の成長や個人間のコミュニケーションおよび対人関係の発展と改善の促進を強調するグループである。

　エンカウンターグループは、通常10名ぐらいのメンバーと1名ないし2名のファシリテーター（促進者）とで構成される。ファシリテーターとは、メンバーの自己開示やメンバー間の相互作用を援助したり促進したりする役割を持った人だ。

　多忙な日常から距離を置き、職業、地位、年齢、性別などを越えて、1人ひとりが対等の人間として率直に語り合うグループである。司会もいないし、あらかじめ設定されたテーマもない。自分でも気づかない仮面や防衛的態度を身につけ、真実の自己を見失いがちであった参加者に、自己に目覚め、他者の真実に触れ、他者との新たな関係を創造する安全な場を提供する。そのプロセスの中で、日常生活におけるよりもはるかに深く、自己と他者について知るようになり、人間への信頼を深め、豊かな人間関係を作り、個人や組織に潜在している大きな力を引き出すことができる。

　エンカウンター（encounter）とは出会いを意味する。エンカウンターグループにおける出会いには3つの意味がある。「自分との出会い」「他者との出会い」「自然との出会い」だ。グループの中で自己に気づき、他者を理解するようになる。また、エンカウンターグループは普段の生活の場から離れて、山や海のそばなど自然に恵まれた場所で行うことが多いので、ゆったりとした時間の流れの中で自然とともに過ごすことができる。

## 【3】構成的エンカウンターグループ

　構成的エンカウンターグループは、対人関係に関するエクササイズ（演習）やゲームで構成される。上述のエンカウンターグループはベーシック

エンカウンターグループを意味し、少人数での自由な話し合いが中心であることから、構成的エンカウンターグループに対して、非構成的エンカウンターグループと呼ばれる。

最近の看護学校の生徒や大学生を対象としたグループでは、非構成的エンカウンターグループよりは構成的エンカウンターグループのほうが多く実施されるようになってきた。その背景には、最近の若者はテーマのないところで自由に語ることが難しくなってきたという側面もある。

## 【4】グループカウンセリング

グループカウンセリング（安部、1999）は、主に学生相談機関、矯正機関、教育現場などにおいて、適応上の問題をもった人たちに対して、発達的・能力開発的側面を目標として実施される。参加者相互のサポート、フィードバック、問題解決への提案などが行われる。グループカウンセラーには、個人カウンセラーの役割に加えて、グループ全体に対する視点が不可欠であり、グループダイナミクスに対する理解が求められる。

## 【5】心理教育

心理教育とは、「慢性疾患や精神障害を抱えた患者や家族に対して、経過・予後改善を目的に行われる、情報提供と心理社会的サポートを組み合わせたアプローチの総称」（日本精神保健福祉士協会ら、2004、p.291）である。

一見、専門家が主導権を握って、一方的に教育するアプローチのように思われるが、白石（2006、pp.83-84）は単なる教育や情報提供との違いを強調して、心理教育の特徴を述べている。その特徴とは、「当事者の体験を出発点とする」「治療者やプログラム参加者が病の体験を共感をもって分かち合う」「当事者が療養に必要な情報を獲得して病によりよく対処していく力を身につけることをめざす」「プログラムへの参加が安心感や信頼感、孤立感からの脱却など、エンパワーメントになる」ということだ。

心理教育は、統合失調症の家族に対してグループで行われるものがよく知られているが、最近は、対象がうつ病や摂食障害、社会的ひきこもり、認知症などにも広がってきているという。

## 【6】セルフヘルプグループ

　セルフヘルプグループ（自助グループ）は、アルコール依存症のグループである AA（Alcoholics Anonymous；匿名の断酒会）が有名だ。

　さまざまな定義がある中で、たとえば高松（2009、pp.21-22）は、「同じ悩みや障害を持つ人たちによって作られた小グループ」であり、その目的は「仲間のサポートを受けながら、自分自身で、問題と折り合いをつけて生きていくこと」であり、「問題解決を目指したり社会に対して働きかけるグループもあるが、解決できない問題（障害や死別など）とどうつき合っていくかを考えるのもセルフヘルプグループの大きな特徴」で、「基本的に本人たちの自主性・自発性が最も重視される」と定義している。

　セルフヘルプグループは、専門家がかかわらず、当事者のみによって運営されるところに特徴があり、リースマン（Riessman、1965）のいうヘルパーセラピー原則が機能している。ヘルパーセラピー原則とは、援助をする人が最も援助を受けるという原則である。それまで援助の受け手であった人が援助をする経験をすることで、依存的でなくなり、自分の問題を客観的にみる機会を与えられる。

## 【7】サポートグループ

　セルフヘルプグループとよく似たグループに、サポートグループがある。この2つのグループの違いは、セルフヘルプグループが当事者のみによって運営されているのに対して、サポートグループは当事者以外の専門家によって運営されることだ。

　サポートグループはさまざまな領域で応用されている。病気や障害をもつ人たちのグループ、依存症をもつ人たちのグループ、暴力などの被害者のグループ、マイノリティ（性同一性障害など）のためのグループ、不登校やひきこもりの人たちのグループ、死別を経験した人たちのグループ、専門職のためのグループなど（高松、2004、pp.15-18）だ。がん医療の分野では、がん患者と家族のためのサポートグループが普及している。

　私はかつて、サポートグループを「参加者の相互作用の中で、情緒的サポート（体験の分かち合い）や、モラールサポート（励まし合い）、情報的サポート（情報交換）を提供し合い、その結果として、ストレスに対処

するための効果的なコーピング方法を学び合い、リースマンのいうヘルパーセラピー原則によって、自尊心を高めて成長することを目的としたグループ」（広瀬、2003、p.183）であると述べた。

　しかし、本来、サポートグループは成長を目的とするグループではないので、厳密にいえば、成長は目的ではなく、結果であろう。

　サポートグループはまだ新しい概念であり、定義が確定していないが、高松（2009、p.22）は、「特定の悩みや障害を持つ人たちを対象に行われる小グループ」であり、「その目的は、仲間のサポートや専門家の助言を受けながら、参加者が抱えている問題と折り合いをつけながら生きていくこと」で、「専門家あるいは当事者以外の人々によって開設・維持されるが、参加者の自主性・自発性が重視される相互援助グループである」と定義している。

　高松は、かつての定義ではセルフヘルプグループとともに、「解決」することや「受容」することを目指すという一文を入れていた。しかし、解決できない問題も多いし、簡単に受容できないことも多い。それゆえ、問題が解決することや受容することにこだわるよりは、むしろ問題を抱えたままで、どうやって日常を生きていくかが重要なのではないかという視点で、上述のような定義に至ったという。さらに、セルフヘルプグループやサポートグループは、治療を目的とする集団精神療法や人間的成長を目指すエンカウンターグループとは区別して考えるべきであると述べていて、「成長モデル」ではなく、「サバイバルモデル」であると位置づけている。

○ ヘルパーセラピー原則と愛他主義

　セルフヘルプグループの特徴であるヘルパーセラピー原則は、専門家がかかわることによって、あまり機能しなくなるといわれる（高松、2009、p.18）。確かに、専門家がかかわる分、当事者同士のサポート機能が失われる部分もあるだろう。それでも、サポートグループにおいても当事者間でのヘルパーセラピー原則は機能する。

　スピーゲルら（Spiegel et al、2000/2003、p.35）は、がん患者のサポートグループの利点としてヘルパーセラピー原則をあげている。がんを患うことが無意味な悲劇であると感じていたがん患者が病気に対処する術につい

て学び、それによってほかの患者を援助できたとき、悪い状況が価値あるものに変換されるという。サポートグループの中でほかのメンバーを助けることができるようになることで、自分も病気に対処する自信がつくと述べている。

　このヘルパーセラピー原則は、ヤーロムら（Yalom et al、1989/1991、p.27）のいうグループセラピーの療法的因子の1つである「愛他主義」と置き換えることもできるのではないだろうか。混乱していたり、ほかの人に何も提供できるものを持っていないと感じていたりした患者にとって、ほかのメンバーのために役に立つという体験は驚くほど価値があるという。

　グループに参加するまでは、「こんなことで悩んでいるのは自分だけだ」「自分は弱い人間だ」と思っていた人たちが、グループの中で自分自身の体験を話してみると、ほかの参加者から「いまの話を聴いてとても勇気づけられた」「私も試してみようと思う」と言われる。そのような経験は、駄目な人間だと思い込んでいた参加者が自尊心を回復させていく助けになる。

## 2.　グループアプローチの本質

　私は、これまでさまざまなグループアプローチについて勉強したり、実際に経験したりしてきた。その中で、グループアプローチの本質というものをかつて考えてみた（広瀬、2003、pp.236-237）。その後、実践を続ける中で、「繋がりの回復」というキーワードを加えて書き直したものを紹介する（広瀬、2009、pp.219-221）。

### 【1】プロセス1："こっそり"から"おおっぴらに"

　苦悩を抱えている人たちは、なかなか他者に自分の悩みを語ることができない。自分の家族に対してさえもそうだ。自分の中だけで"こっそり"悩み、"こっそり"本屋で関連の本を買ってきて、"こっそり"読みふけったり、"こっそり"インターネットで関連サイトを調べ、"こっそり"泣き

崩れる。

　そういう人たちがグループに参加すると、いま、自分が抱えている悩みを"おおっぴらに"考えてもいいのだという許可をもらえるだけではなく、それを奨励される。仲間の前で"おおっぴらに"自分の悩みを語り、"おおっぴらに"知識や情報を提供してもらえ、"おおっぴらに"泣くことを保証される。

　この、1人で"こっそり"からみんなで"おおっぴらに"という状況の変化が、ベーシックエンカウンターグループでも、心理教育でも、サポートグループでも、どのグループアプローチにも共通すると思える。

## 【2】プロセス2：同質性を求めて──グループセラピーの普遍性

　グループに参加するときは、「自分のことをわかってもらいたい」「自分と同じ気持ちの人と知り合いたい」といった同質性を求めてやってくる。それは程なく満たされて、お互いが共感し合えるようになる。「こんなことで悩んでいるのは自分だけかと思っていたけど、そうじゃなかった。みんな同じ」と認識するようになる。これは、ヤーロムら（1989/1991、p.25）のいうグループセラピーの療法的因子の1つの「普遍性」である。

## 【3】プロセス3：異質性を認める

　次第に、同じような経験をしていても自分とは違ったふうに感じ、違ったふうに生きている人たちが見えてきて、違いに対する葛藤や受け入れがたさが生じてくる。そのような否定的な思いから、徐々に、違いは違いとして認められるようになっていく。それは、自分とは違う健康な人たちや自分とは違う幸せな人たちといった、グループの外の人たちとの関係にも影響していく。

## 【4】プロセス4：自分を認める

　自分とは違っている他者を認められるようになるということは、他者とは違う自分を認められるようになっていくことだ。

## 【5】プロセス5：違いに耐える

　グループアプローチの意味を、参加者が自分の心の負担を軽くする、自分を受容するといった、そんな綺麗事で表すことはできない。参加者自身が違いに耐えることができるようになることを支えることが、グループの本質ではないだろうか。厳しい現実に耐え、生き抜いていく力を自らの中に回復していくのだ。

## 【6】全プロセスに流れている本質：繋がりの回復

　病気になったとたん、他者や世界が昨日までと違って感じる。自分と他者との間に壁を感じる。まるで繋がりが絶たれたかのようだ。自身の身体との関係も同様である。健康なときには身体を意識することさえなかったのに、いま、自分の身体が自分のものではないように感じる。自分の身体との繋がりを実感できない。過去の自分と現在の自分、そして未来の自分が繋がらない。愛する人を失ったときも同様であり、加えて、故人との繋がりが絶たれてしまったと感じるのはいうまでもない。

　グループアプローチは、繋がりを絶たれてしまった人たちが再び繋がりを回復できる場だと思う。グループのメンバーとの繋がりを実感できることで、再び、自分と、他者と、そして社会との繋がりが回復する。

　いま、ここで生きている自分が過去の自分、そして未来の自分と対話し、繋がっていく。故人の思い出を語ることで、過去の故人との歴史がいまの自分の歴史として、いまの自分を支えるものとして息づいていることを実感し（【歴史の連続性の実感】）、故人との繋がりが、いまも自分の中にあるという繋がりに変化して息づき（【繋がりの連続性の回復】）、さらに亡くなったときは過去に向かっていた思いが、見守ってくれていると思えるようになったことでいまを生きられるようになる（【時間の連続性の回復】）というプロセス（広瀬ら、2005）が生じる。

　自分たちがいかに無力で、どれほど切実に人との繋がりを必要としているのかを認めるところから、回復が始まるのだろう。

# 第2章 遺族を対象としたグループアプローチのレビュー

 がん領域では、がん患者がよりよく生きるというテーマが重要視されるようになり、がん患者の QOL を高めるためのグループアプローチが発展してきた。特に 1970 年代から専門家が関与するグループ介入研究が急激に増えてきており、現在も多くの研究者によって取り組まれている。さらに、緩和ケアの理念に基づき、家族ケアの重要性が謳われ、家族や遺族のためのグループアプローチも注目されるようになってきた。

## 1. 家族を対象としたグループアプローチ

 スピーゲルら（2000/2003、pp.254-272）は、乳がん患者の支持・感情表出型のグループ療法で有名であるが、乳がん患者とともに、その家族のグループ療法も行ってきた。家族のグループにおける主要なテーマは、①孤独になりがちな参加者同士が絆を結ぶ、②参加者同士が感情を共有する、③愛する人が死にゆくことに折り合いをつける、④大切な人との限られた時間をどのように過ごすか、優先順位を選択する、⑤家族関係を修正する、⑥医師-患者関係と医師-家族関係を修正することである、という。

 一方、キセインら（Kissane et al、1998、Kissane et al、2002/2004）は、緩和ケアから死別ケアまでの期間にある家族に焦点を当てた家族指向グリーフセラピーを発展させた。このセラピーはシステム論的な考え方と深く結びついている。

 システムとは相互に作用し合う要素の統一された複合体として定義され、家族もシステムとしてとらえられる。個人の変化は家族システム全体の変化をもたらし、家族システム全体の変化は個人の変化をもたらす。家族メンバーがなんらかの症状や問題行動を示したときは、それを家族システム全体の機能不全としてとらえる。

家族がオープンにコミュニケーションを取れるか、意見の相違を克服できるか、互いに協力し合えるかは、家族が持つ機能による。キセインらは、それぞれの家族に適切なサポートを行うために家族機能評価尺度を作成し、この尺度を用いてがん患者の家族のタイプを「協力型」「葛藤解決型」「中間型」「不穏型」「敵対型」に分類した。そして、① 凝集性が高く相互支援的な機能良好型の家族群（「協力型」と「葛藤解決型」）、② 感情的であるために機能不全型の家族群（「不穏型」と「敵対型」）、③ 表面的な機能に問題はないが家族員に深刻な精神症状がみられる中間型家族群（「中間型」）に分類されることを明らかにし、スクリーニングや早期発見によって、予防的アプローチを提供できるとした。
　家族指向グリーフセラピーは支持的・表現的な家族療法であり、悲嘆の感情表出や家族機能に焦点を当てている。凝集性や効果的コミュニケーション、葛藤の適応的解決を目指し、家族がより効果的に機能できるようにサポートする。このグリーフセラピーでは、長期に確立されたパーソナリティの問題は扱わず、死別前の段階の死にゆく患者や 12 歳以上の子どもも含めて行われる。死別ケアを家族が亡くなった後から始めるのではなく、緩和ケアが行われている最中、つまりまだ患者が生きているときから始めることで、ケアの連続性を可能にした。
　わが国では、緩和ケア病棟に入院している患者の家族を対象として、定期的に家族会を開いているという発表もあるが、遺族会に比べると数は非常に少ないと思われる。

## 2.　遺族を対象としたグループアプローチ

**【1】欧米における研究**

　欧米では、パークス（1970、1972/1993）やウォーデン（1991/1993）、レイクら（1991/1998）の著書が知られている。私は遺族のサポートグループを行うに当たって、ウォーデンやレイクらの著書を最も参考にしてきたので、本書の中でその都度、引用することとし、本節では、研究論文として発表されているものを中心にいくつか紹介する。これらもまた私が遺族

のサポートグループを行う上で参考にしたものだ。

　ヤーロムはグループサイコセラピーの先駆者であるが、がん患者や死別者のグループ療法においても先駆的研究を発表してきた。たとえば、死別グループ研究（Yalom et al、1988）は、がんで配偶者を亡くした人々が死別の体験を共有し、互いに深く理解し合えるような一時的なコミュニティを形成することを目的として行われたものである。ヤーロムらの研究は、グループプロセスを詳細に記述していることが特徴だ。

　ほかに、ゴールドシュタインらの死別サポートグループ研究（Goldstein et al、1996）がある。これは、がんセンター外来部門で死別プロセスを援助することを目的として、心理社会的サポートと情報を提供する8セッションの心理教育グループを行ったものだ。

　ローレンツの死別者のためのサポートグループ研究（Lorenz、1998）は、がん医療を提供している現場で死別サポートグループを始めるためのモデルとして、「短期型グループ」「継続型サポートグループ」「マンスリーサポートグループ」「セルフヘルプグループ」を挙げ、それぞれの長所と短所を説明している。難しい場面におけるリーダーのスキルについても述べている。

## 【2】わが国の現状

　専門家の視点で構造的に行われてきたサポートグループ研究は、河合（1994、1997）による配偶者に先立たれた人たちのためのサポートグループや、戈木（1999）によるがんで子どもを亡くした母親のためのサポートグループなど数少ない。

　わが国では、ホスピスなどで遺族会と称した集いはあるが、各施設における遺族ケアはまだ十分に発展しておらず、グループ療法の専門家による個々の遺族の悲嘆状況に合わせた専門的プログラムによる悲嘆への援助は、まだほとんど行われていない。

　最近注目すべきところでは、葬儀業者が遺族のための会を主催するという例がある。

## 【3】私が行ってきたグループ研究

　私は、これまで遺族のためのサポートグループ研究を行ってきた（広瀬ら、2003、広瀬ら、2004、広瀬ら、2005、広瀬、2008）。我々のグループは継続的で、故人との関係を限定せず、参加者の出入りがあり、参加回数を限定しない開かれたグループ（open group）である。これは臨床を重視する立場から、サポートグループによる支援を必要とする人たちが必要とするときに利用できることを優先したためだ。

　遺族ケアとしてのグループ療法は、1人で悲しみを抱え込まずに同じ悲しみを持つ仲間と出会い、思いや感情を語り合い、分かち合うことによって、ともに悲嘆からの回復への道を歩むことを目指す。ファシリテーターはメンバーの体験を尊重し、傾聴と受容・共感を基本的姿勢として、メンバー間の相互援助を重視したり、喪失の事実への直面化を支える。

　私が行ってきた遺族のためのサポートグループの枠組みは、次章で説明する。

# 第3章 遺族のためのサポートグループの方法と注意点

本章では、私が行ってきた遺族のためのサポートグループの方法について紹介する。加えて、サポートグループを始めようと思っている人たちへのアドバイスをしたいと思う。私たちのサポートグループは死別ケアの1つのやり方に過ぎない。これをたたき台として、皆さんのサポートグループを始めてほしい。第4章も合わせて参考にしていただきたい。

遺族のためのサポートグループは当病院緩和治療科（現在は緩和医療科）主催として位置づけられ、1999年7月より悲嘆からの回復を目的として開始された。サポートグループ運営の流れは図1のとおりである。

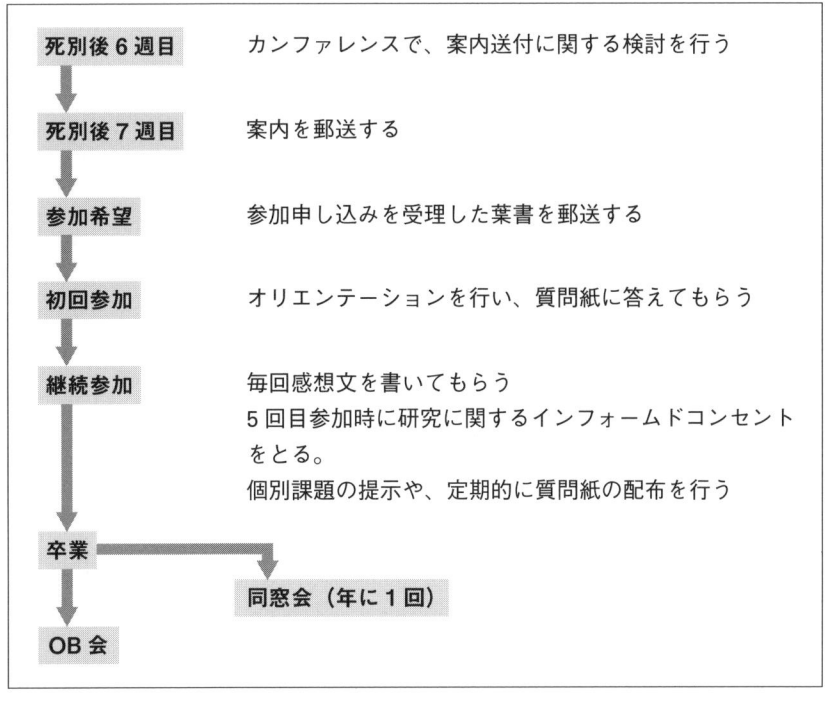

| | |
|---|---|
| 死別後6週目 | カンファレンスで、案内送付に関する検討を行う |
| 死別後7週目 | 案内を郵送する |
| 参加希望 | 参加申し込みを受理した葉書を郵送する |
| 初回参加 | オリエンテーションを行い、質問紙に答えてもらう |
| 継続参加 | 毎回感想文を書いてもらう<br>5回目参加時に研究に関するインフォームドコンセントをとる。<br>個別課題の提示や、定期的に質問紙の配布を行う |
| 卒業 | 同窓会（年に1回） |
| OB会 | |

**図1　サポートグループ運営の流れ**

## 1. 対象者

　対象は、緩和医療科で家族を亡くした人たちが中心だ。故人との関係は問わない。緩和医療科以外や当病院以外でも、がんで家族を亡くした場合は参加できる。当病院ホームページにその案内を掲載している。

　ウォーデン（1991/1993、p.74）は、死別後間もない人にはグループ経験はまだ無理なので、死別後 6 週間以内の人を参加させないことが重要であるという。レイクら（1991/1998、p.43、132）は、悲嘆作業の第一の課題である「喪失を認めること」が死別後数ヶ月以内に始まらないと危機介入のケースになってしまうことと、死別後 3、4 ヶ月が遺族にとって最も苦しく傷つきやすい時期であるということを述べている。

　そこで、私たちは故人の四十九日を終える頃に案内を出すことにした。一連の儀式が終わり、1 人で悲しみに向き合わなければいけなくなる時期だ。

## 2. スクリーニング

　グループ療法が適さない人もいるので、死別後 6 週目頃に緩和医療科カンファレンスの中で、該当家族のグループ療法の適性をみるスクリーニングを行った上で、案内を郵送する。対象者から除外されるのは、① 深刻な精神病理がある、② ほかの人の話を聴けない恐れがある、③ ほかの人を脅かす恐れがある、④ 病院に対して陰性感情を持っている人たちなどである。場合によっては個人カウンセリングの案内のみを郵送する。

## 3. 案内の方法

　当病院では、四十九日が過ぎた頃にサポートグループの案内を郵送し、参加者を募集する。同封するものは、① 遺族のためのサポートグループ

**表9 当病院における遺族のためのグループの案内文**

> その後、いかがお過ごしでしょうか。かけがえのない方を失って、さまざまな思いの中で、日々、お暮らしのこととお察し申し上げます。看病の疲れや張りつめていた気持ちが緩んで体調を崩していらっしゃる方、悲しみや淋しさ、あるいは疑問や怒りを感じていらっしゃる方など、さまざまだと思います。そのような思いを率直に語り合ってみませんか。同じような体験をしている家族に話を聴いてもらったり、あるいはほかの家族の話を聴いたりすることで、気持ちが落ち着いたり、励まされたり、自分の思いを整理できたり、何か新しい方向性を見つけることができるかもしれません。また、頑張ってこられた自分を少し休ませてあげる場にもなるかもしれません。たまには自分のための時間を持ってみませんか？
> 　私たちは、皆様にそれぞれの出会いや思いを大切にできるやさしい空間の提供を願って、1999年7月から「遺族のためのサポートグループ」を開きました。このグループは、ご家族を亡くした悲しみからの回復を支援することを目的としています。患者様のご遺族で、私どもの主旨を理解していただける方であれば、どなたでも参加できます。いつでも、お気軽にご参加ください。お待ちしております。

の案内と日程（案内文は表9）、②サポートグループに参加した人たちからのメッセージ（資料3▶p.224）、③会場地図、④返信用紙、⑤返信用封筒である。

　返信用紙には、参加の有無と参加動機を記入してもらう。このような案内が送られてくることを好まない人や、逆に、サポートグループにすぐには参加できなくても案内だけは送ってほしい人などがいるので、今後、案内を送付してほしいかどうかを確認する欄を設けている。

　家族を亡くした思いを語り合うのではなく、別の目的で出席する人がいたので、案内文に、「このグループは、ご家族を亡くした悲しみからの回復を支援することを目的としています」という一文を入れるようになった。

　しばらく参加者がいなくて休会していた時期もあった。『グループに参加した人たちからのメッセージ』を同封することは、そのときに思いつい

た。そうすれば、参加者が増えるのではないかと考えたのだ。グループを卒業した人たちに私たちの主旨を伝え、協力してもらった。結果としては参加者が急に増えることはなかった。ただし、思いがけない効果があった。参加はできないけれど、メッセージを読んで慰められたという返信が届いたのだ。メッセージを加えたことで、参加しない人たちにも少しは役に立てることがわかった。

## 4. グループの形態

### 【1】開かれたグループ（open group）

　私たちのグループは、参加者の出入りがあり、故人との関係を限定しない。患者が亡くなるたびに案内を出しているので、新しく参加する人もあれば、グループを卒業していく人もいるといった、多様な悲嘆状況にある人たちが混在したグループとなっている。レイクら（1991/1998、p.139）は、悲嘆作業のさまざまな段階にある人が混在する開かれたグループであることが、グループ療法の有効性を発揮する最も重要な点であると述べている。

　故人との関係を限定したほうがグループの凝集性は高まるであろうが、臨床の中で行う場合には多様なグループを運営することには限界があるので、配偶者を亡くした人や親や子どもを亡くした人などが混在することになる。同じ種類の死別を経験している人が少ない場合は、その人たちが疎外感を感じないように注意しなければならない。

　参加人数は、1回につき5名前後であることが多い。

### 【2】継続型

　隔週で行われる継続型である。

　土曜の午後など仕事をしている人でも参加しやすい時間帯にすることも考えたが、主催者側が無理なく継続できることを優先させ、業務の一環として平日の午後に行っている。

　隔週にしたのも、私たちが無理なく継続できるようにするためであっ

た。複雑な悲嘆を抱えている人たちを対象とするのであれば、もっと頻繁に行うことが必要だが、私たちのグループは通常の悲嘆にある人たちを対象とするため、隔週で問題ないと考えた。

## 【3】参加期間

　参加回数は人によって違う。グループが合わなくて、1回もしくは数回で中断する人もいる。そうかと思うと、最初から1回のつもりで参加する人もいるし、5回で納得して卒業する人もいる。継続する人は1年半から2年ほど参加する。中には3年以上参加する人もいる。

## 【4】卒業

　継続型のグループではあるが、ゴールはこのグループから卒業することである。これは、がん患者のためのサポートグループとは異なる点だ。

　障害や再発と死の不安を抱えながら生きていかなければならないがん患者にとって、サポートグループは必要なときにいつでもサポートを受けられる居場所としての機能があると考えていた。

　遺族の場合も故人との関係は一生続くし、悲嘆作業に終わりはない。それでも、ある程度悲嘆から回復したと思えたら、いつまでもグループに参加するのではなく、新しい関係を築いていくことが大切だと思う。「友達にお茶に誘われても、家を出られない」「家に引きこもっている」という人たちが参加し始め、自分の悲しみをわかってくれる仲間と専門家の中で守られ、癒されていく。しかし、いつまでもこの場に留まるのではなく、ここをステップとして、新しい生き方に向かっていくことが必要だと思う。長期に参加し続けると、グループが唯一の居場所になり、世界を広げていく妨げになる。死別グループの基本的なテーマは、レイクら（1991/1998, pp.144-147）も述べるように、大切なものに別れを告げることである。グループからの卒業もその1つだ。

　悲嘆から回復してきた遺族は、死別後間もない遺族をサポートする役割を担うようになる。しかし、あまりに長期の参加になると悲しみに共感しづらくなり、指示や説教のようなかかわりになることがあるので、卒業するタイミングは重要だ。

悲嘆から回復するまでの期間には大きな個人差がある。ウォーデン（1991/1993、p.68）は、最も危機的な期間、少なくとも死別後1年間はいつでも役に立てることが必要であるという。レイクら（1991/1998、p.90）は、故人からエネルギーを引き離せるようになるまでには少なくとも9ヶ月から1年かかり、新しい関係に本当の意味で心が開けるようになるまでには2年から3年かかるのが普通だという。

　私たちはオリエンテーション時に、まずは1年を目標に参加することを勧め、悲嘆からある程度回復できたかどうかをメンバーとスタッフとで検討し、回復できたと思える時点で卒業としている。

## 5. 料金

　研究助成金で始めた頃は無料で行っていた。しかし、当病院のカウンセリングシステムが変更になったときに、遺族のサポートグループも無料から自費に変更することになった。変更当時の参加者からは「お金を払ったほうが、気が楽」という声が聞かれ、抵抗はなかった。

　参加費を払うことは、グループに参加する動機や意欲を高めることにもなる。

## 6. スタッフ

　私と看護カウンセリング室所属のカウンセラー1名が、グループの運営を担当する。ほかに、病棟看護師や看護学専攻の院生が研修で参加する。病棟看護師が4ヶ月ずつ交代で参加することは、当病院の看護部の研修として位置づけられている。研修を終了した看護師が自分の休みを利用して、ボランティアとして参加してくれることもある。

　スタッフには、グループ療法ができる精神科医や心理カウンセラーがいるほうが望ましいが、そのような職種を確保できるところは少ないであろう。その場合には第4章で述べるサポートグループを行うときの留意点

を参考にしてもらえば、看護師だけで行うことは可能だ。
　私は、最低2名のスタッフが必要であると思っている。複数いたほうが個々のメンバーにかかわるだけではなく、ほかのメンバーやグループ全体の流れに目を配ることができるし、異なる視点があるほうがグループの理解が深まる。

## 7. 会場とセッティング

　病院のそばの建物の会議室で行う。
　臨床の中で行う場合には病院内で行われることが多いと思われるが、遺族の中には、愛する人と最後のときを過ごした場所に来ることがかなりつらい人もいる。私たちが利用している会議室も病院のすぐそばなので、闘病生活のことを思い出したり、まだ病室に家族がいるような気がしたりして、遺族にとってはつらい時期がある。その気持ちが和らいでくることは、悲嘆からの回復の1つの目安になる。
　できるだけ静かな場所で、落ち着ける環境を提供する。私たちのグループの場合は、話し合いのときには輪になって椅子を並べ、その後のティータイムのときはテーブル席に移って行っている。

## 8. オリエンテーション

　初回参加のときは通常より30分早く来てもらって、オリエンテーションを行う。オリエンテーションでは、①サポートグループの進め方、②守秘義務、③欠席、中断、卒業について、④質問紙の説明と記入を行う。初回のことはあまり覚えていない人が多いので、すでに参加している人たちのためにも、グループの中でオリエンテーションを行うことがある。
　グループは突然止めるのではなく、必ず前もってグループの中で、止めることを伝えてほしいと説明する。このグループの大事なテーマは"丁寧に（十分に）お別れをすること"だ。それは、グループとの別れやメン

バーとの別れも含まれる。去っていく人にとっても残る人にとっても別れを丁寧に行うことは、最愛の人を亡くしたメンバーにとっては大きな意味がある。

## 9. スケジュール

90分間語り合った後、席を移動して感想文を記入する。その後には、ティータイムの時間を30分程度設けている。

グループの中では普段誰にも語れないような感情を吐露するなど、重い雰囲気にもなる。そのまま日常生活に戻っていくことは苦しいので、クールダウンの時間が必要だ。ティータイムでは、その日の心残りを語ったり、日常的な会話をすることによって現実の生活に戻っていく準備をする。何気ない会話から体調を把握することもできる。感想文の記入は、いまの気持ちを文章にして気持ちと間を置き、ティータイムと同様、現実の生活に戻っていくためのものだ。

## 10. プログラムの内容

プログラムはメンバーの語り合いが中心だ。そのほかに、メンバーごとに、「故人の思い出の品を持ってきて語ること」や「故人に手紙を書いてきて読むこと」というセッションなどを設けている。グループ全体のプログラムとして、「悲嘆に関するミニレクチャー」（資料4▶p.226）や、「死別に関する絵本を読む」などがある。ほかに、心の整理法としてフォーカシング（Gendlin、1981/1982）やコラージュ療法を行ったことがある。

最近は、「最近、頭や心を占めているもの」を思い浮かべてもらうことを導入として行っている。これは、フォーカシングの「間を置くこと」に相当し、気持ちを切り替えやすくすることがねらいだ。

## 【1】故人の思い出の品を持ってきて語ること

　遺族のためのグループ療法研究において、故人の写真や思い出の品を持ってきて語るという方法を用いている研究者は多い。

　ヤーロムら（1988）のグループは、毎週1回のグループを8週間行う閉じられたグループ（closed group）であるが、3回目のセッションで、参加者自身とその亡くなった配偶者の写真（結婚式の写真と最近の写真）を持ってきてもらっている。写真は自己開示のための媒体として役立ったが、一方で、写真という高いレベルでの開示に関しては、お互いの信頼関係が育つまで待つべきだったという。

　ウォーデン（1991/1993、pp.70-72）は、グリーフカウンセリングの有効な方法の1つは象徴を用いることであるとし、故人の写真や手紙、オーディオやビデオテープ類、衣類や宝石が象徴として役立つと述べている。レイクら（1991/1998、pp.78-79）も、写真と同様、故人の持ち物には大きな象徴的意味が込められており、それがもつ建設的な象徴的意味を探してもらうことが、悲嘆の情緒を解放させる1つの方法であると述べている。

　私たちは、初めてこのテーマを取り上げたときはヤーロムらの文献を参考に、参加2回目の終了時に、次回、思い出の品を持ってくることができるかを確認した。ところがある遺族に思い出の品を持ってきてもらうことを拒否され、死別して4ヶ月未満では、思い出の品を持ってくることは負担が大きすぎることに気づいた。メンバーは、故人が遺したたくさんの思い出の中から持ってくるものを選ばなければいけない。それは故人の死に否応でも直面させられる厳しい作業だ。一方、少し頑張って思い出の品を探してみることによって、グリーフワークが進んでいくことも経験してきた。

　そのような経験から、ほかのメンバーの課題との調整やそのメンバーが参加し始めた時期、および感情の不安定さを見立てた上で、個人によって時期は若干異なるが、だいたい死別後4ヶ月から5ヶ月の時期を目安として、思い出の品を持ってきて語ることをメンバー自身に提案することが妥当であることがわかってきた。持参するかどうかはメンバーの意思に委ね、拒否された場合は時期を見て再度、提案している。

**表 10　当病院における遺族のためのサポートグループの実施方法**

対象者：当病院緩和医療科においてがんで家族を亡くした遺族が中心
頻度・場所：月2回、病院近くの会議室
スタッフ：ナース・カウンセラー、カウンセラー、看護師など
プログラム：語り合い90分、感想文の記入とティータイム30分
形式：open group（メンバーの出入りがあり、故人との関係を限定しない）
語り合いのテーマ：メンバーごとに、① 故人の思い出の品を持ってきて語る、② 故人に手紙を書いてきて読む、などを時期を見て提案。グループ全体のプログラムとして、③ 自由にいまの思いを語る、④ 悲嘆に関するミニレクチャー、⑤ 死別に関する絵本を読む、など。

## 【2】故人に手紙を書いてきて読むこと

　手紙は、一周忌の頃に書いてきてもらっている。手紙を書いてきて読むことは、故人の死に改めて直面し、現在の心情を整理・確認し、気持ちを収めることになり、一種の"イニシエーション"としての意味があった。手紙の中で、自分が受け取ったものに対しては「ありがとう」を、失ったものに対しては「さようなら」を伝え（Leick et al、1991/1998, pp.79-80）、これから新たに自分らしく生きていくことを故人に約束することができる。レイクらも述べているように、手紙は、悲嘆の情緒を創造的な仕方で表現させ、グリーフワークを進める上で、非常に意味がある。

　なかなか家族の死を受け入れられない人にとっては、何度か手紙を書いてもらうことが、悲嘆からの回復を促進する場合がある。

## 【3】死別に関する絵本を読むこと

　死別に関する絵本としては、『わすれられないおくりもの』（Varley、1984/1986）や『いつでも会える』（菊田、1998）を使用している。『わすれられないおくりもの』は毎年クリスマスの時期にファシリテーターが読み、『いつでも会える』は卒業の日に卒業していくメンバーに読んでもらっている。

　死別に関する絵本によって、自分自身の体験と重ね合わせ、自分の体験を意味づけることができる。それは故人との別れと繋がりを意味するだけ

```
事前ミーティング  → 当日のメンバーの確認とグループの進め方の決定、
                    スタッフの役割の確認など

グループ          → 役割分担（ファシリテーター、コ・ファシリテーター、
                    記録係）にそって参加

レビュー          → グループのふり返り、次回の進め方の確認、スタッフの
                    葛藤の表出と共有など

逐語録作成
```

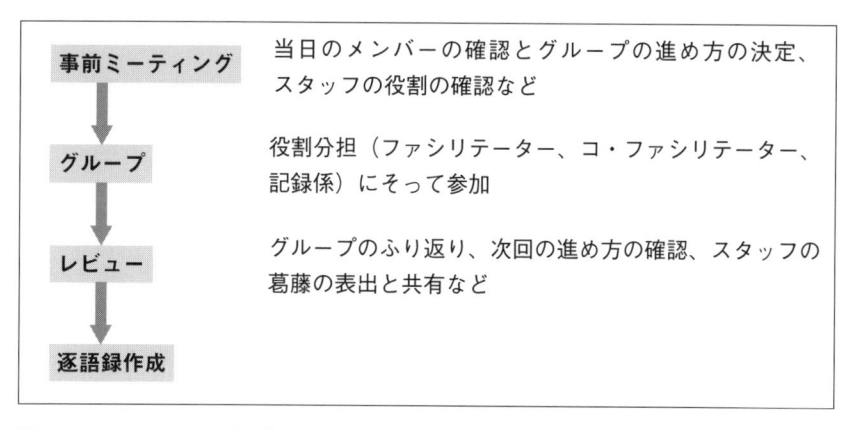

**図2　スタッフのスケジュール**

ではなく、サポートグループとの別れと繋がりという象徴的意味ももつ。

◎

表10に、これまで説明してきたサポートグループの実施方法を示す。

## 11. スタッフのスケジュールの流れ

　グループ前のミーティングでは、その日のグループの進め方について確認し合う。グループ中は毎回、ファシリテーター、コ・ファシリテーター、グループに参加しない記録係を交互に担当する。グループ後はグループプロセスのレビューを行う。各メンバーの悲嘆状況を見立て、その都度、メンバーごとに適した課題を決定したり、ファシリテーターのかかわりや感じたことについてディスカッションを行ったりして、次回のアプローチ法を検討する。

　図2は、グループ実施日における、スタッフのスケジュールである。

### 【1】レビューの役割

　レビューは、スタッフの感情を収めるためにも必要不可欠だ。グループで生じていたことは、私たち自身の感情をも大きく揺さぶる。過去の個人

的喪失体験やこれまでの看護観が揺さぶられたりもする。グループの中で困ってしまった場面やうまくかかわれなかった場面で、落ち込むこともある。

　レビューでは、自分の中に渦巻いている感情を出し合い、共有する。レビューはスタッフのためのサポートグループの役割もある。

　ある看護師は、レビューに参加できなかった頃は中途半端な気持ちがいつも残っていたが、レビューに参加して、初めてグループにコミットできた実感をもてたと語った。またある人は、レビューに参加できないまま帰って悶々としていたのが、参加してからはすっきりして帰れるようになったと語った。

## 12.　データ収集

　参加者への調査としては、① POMS（Profile of Mood States；気分プロフィール検査）、② 死別の悲しみの自己診断表（Sanders、1992/2000、pp.37-38）、③ 死別に関する質問紙、④ 感想文、スタッフによる記録として、⑤ グループ中の記録、⑥ グループ終了後のレビューの記録がある。これらは、参加者の悲嘆状況を把握し、参加者ごとに適切なアプローチを行うために用いられる。

　初回のオリエンテーション時に、POMS と死別の悲しみの自己診断表を行ってもらう。感想文は毎回書いてもらう。POMS は一周忌など区切りとなるときに何度か行い、変化を経時的にみる。

　サポートグループは臨床として行うとともに、研究としても位置づけられているので、参加者にはその旨を説明し、インフォームドコンセントを取っている。当初は、初回のオリエンテーション時に行っていたが、初回は説明を聞いたり質問紙に答えたりするだけでも負担なので、5回目の参加時に行うようになった。5回参加すれば、継続して今後も参加することが予想されるからだ。

# 13. 難しい場面におけるファシリテーション

ローレンツ（Lorenz、1998、pp.79-82）は、難しい場面でのリーダーのスキルについて述べている。ウォーデンもまた、グループを分裂させるような行動を効果的に処理する方法について述べている。私も、かかわり方が難しい人にどうアプローチするか、いくつか考えてみたい。

## 【1】喋り続ける人へのファシリテーション

1人で蕩々と喋り続ける人や、ほかの人が話しているのに、その人のある言葉を拾って自分の話題にもっていく人がいる。あまりに長く話す場合には、たとえば〈もっとじっくり話を聴きたいのですが、ほかの人たちにも話してほしいので、次回また聴かせてもらえますか〉〈★★さんの話の中の＊＊からいまの話になったのだと思いますが、★★さんの話が途中になってしまったので、ちょっと戻りたいと思うのですが〉などと介入し、話を止める。

## 【2】脱線する人へのファシリテーション

悲嘆とは関係のない雑談で幾人かが喋り続けることがある。雑談はその場の重苦しさから逃れるための防衛や、重苦しさを緩和させようとする働きもあるので、メンバーにとって必要な時間でもある。しかし、あまりに長く続く場合は、雑談の中から悲嘆に関する事柄を探し、悲嘆の視点から見直してフィードバックする。あるいは、〈その話はお茶の時間にしてもらうとして、今日の時間は残り＊分です。今日ほかに話しておきたいことはないですか〉と問い掛けて、現実に直面してもらうこともある。

## 【3】感情表出に抵抗がある人へのファシリテーション

特に、男性メンバーは感情を語ることや泣くことに抵抗があり、悲しまないで頑張らなければいけないという思いにとらわれていることが多い。その気持ちが強い人にとってグループは居心地よい場ではなく、逆に脅かされかねない場にもなり、ドロップアウトする人がいる。

感情を語ることに抵抗を持っている人に対しては、無理に感情に焦点を当てようとせず、その人のペースで参加できるようにすると、少しずつ感情を表現できるようになるケースもある。

### 【4】他者に共感することが難しい人へのファシリテーション
　他者に共感できない人は、感情表出に抵抗がある人に多い。ほかのメンバーを傷つけるような行動をとったときには介入する。共感してもらえなかったメンバーに、〈いま、こんなふうに言われてどう感じましたか〉と尋ねてみたり、〈あんなふうに◆◆さんから言われたらつらいと思う〉〈▲▲さんの話を聴いて＊＊のように感じた〉と共感することで、傷ついたメンバーをケアする。同時に、共感できなかったメンバーに直面化を行う。

### 【5】男性メンバーに多いタイプを理解すること
　上述したように男性の中には、気持ちを語ること、ましてや泣くことに対してはかなり抵抗がある人が多い。それも影響して、サポートグループへの男性の参加は女性に比べると少なかった。ところが数年前からつい最近までは、妻を亡くした男性の参加が増え、女性メンバーより多くなるという時期が続いた。
　男性メンバーの中には、ほかのメンバーの話に共感するよりは、それに対して意見や自分の主張を述べる人が多い。女性と比べて問題志向型であり、情緒を共有することは苦手なのかもしれない。
　このような男性の特質は、ときにグループをファシリテートしていくことを難しくさせる。

## 14. OB会

　OB会は、サポートグループを卒業した人たちが対象のグループで、年に5回開かれる。うち1回は同窓会と称し、サポートグループの現在のメンバーとの合同グループになる。
　多くのメンバーが悲嘆から回復したにもかかわらず、居心地がいいとい

う理由で、サポートグループを卒業しなくなった時期があった。話の内容は軽くて楽しいものになりがちだった。そういう雰囲気は、新しいメンバーに悪い影響をもたらしかねなかった。そこで、あるとき「卒業」をテーマにして話し合った。ファシリテーターも率直に思いを語った。ファシリテーターの思いは伝わったが、OB会を作ってほしいという希望が出された。OB会ができたことには、そんな背景があった。

　本来は、メンバー自身がOB会を結成することが好ましいだろう。しかし、高齢者が多い中では、自分たちで組織することは難しかったのだろうと思う。あるいは、私たちのかかわり方が、スタッフに依存するという姿勢を助長したのかもしれない。

　OB会にしばらくは参加しても、次第に来なくなる人がほとんどだ。真の意味での卒業が訪れたといえる。

## 15. ファシリテーターの基本姿勢

　私たちの基本姿勢は、メンバーの体験を尊重し、傾聴と受容、共感を基本的姿勢とし、メンバー間の相互援助を重視することだ。しかし、そのような支持的アプローチとグループダイナミクスを重視する一方で、「故人の思い出の品を持ってきて語ること」や「故人へ手紙を書いてきてグループの中で読むこと」といった個人の課題を達成することや、悲嘆に関するミニレクチャーのような心理教育を取り入れている。

　個人の課題を達成することを重視する場面では、個人のプロセスを大事にする必要がある。その場合は、喪失の事実への直面化を促すなど、むしろファシリテーターの効果的なかかわりが重要になる。どちらかというとグループカウンセリングの趣がある。

　レイクら（1991/1998, p.13）は、複雑性悲嘆を対象とした短期治療を「悲嘆療法」、悲嘆作業の4つの課題を促進させるために行われる、やや長期的な支援を「悲嘆援助」としている。彼らは悲嘆療法として、「開放型悲嘆グループ」を開発した。その特徴は、グループ療法でありながら個人的にも治療することだ。私たちのグループは悲嘆援助に相当するので、

治療という概念はないが、それでもセラピー的側面も取り入れられている。

このように、私たちのグループアプローチはサポートグループと称してはいるが、第1章で紹介した高松 (2009) のサポートグループの定義からすると、サポートグループと呼ぶには異論があるかもしれない。教育的治療的アプローチもあるし、エクササイズも含まれる。悲嘆からの回復を願い、その結果としての人間的成長も視野に入れている。卒業をゴールにするということは、悲嘆からの回復という明確な目標があることになる。集団精神療法やグループカウンセリング、エンカウンターグループ、構成的エンカウンターグループ、心理教育などの要素が組み込まれているのだ。

一方、第2章で行った文献レビューからは、高松の定義と異なり、サポートグループという用語をより広い意味でとらえていることがわかった。

私は何より当事者同士の支え合う力を信じたい。1人で悲しみを抱え込んでいたメンバーが同じ悲しみを持つ仲間と出会い、思いを語り合うことによって、悲しみは決して消えないけれど、悲しみの意味が変化し、悲しみをもちながらも生きていく力を得ていく。そういうことを重視したいと思っている。だから、敢えてサポートグループという名称を使いたいと思う。

○ ファシリテーターのつぶやき

ファシリテーションの難しさを感じることはしばしばだ。

たとえば、なかなかグループを卒業できない人たちがいる。私たちからすると卒業できると思えても、なかなか決心がつかない。この場でしか故人の思い出を語ることができなくて、どんなに回復してもこの場は特別な場になっている。そういうケースの場合には、自分で卒業を決心できるまで時間をかけて、卒業できない気持ちに直面してもらったり、故人宛の手紙を書いてきてもらったりする。

もっと難しいのは、私たちからみてもまだ悲嘆が深く、卒業できないケースだ。彼らは参加期間が3年を超える。課題を達成できない人たちでもある。故人に宛てた手紙を書けない。しかし、グループの中でとても

つらそうに涙を流しても、一歩グループの外に出れば社会との繋がりがあり、日常生活は続けることができている。生活の再建というレベルでは回復しているといえる。一方、故人を思うとき悲しみの気持ちが生じても苦痛を伴わずに思い出せるようになることはまだできない。私たちが彼らの適応を妨げていないだろうか、と悩むこともある。一方で、悲しみが続いて卒業できない人たちは高齢者ばかりなので、ソーシャルサポートが減少している高齢者に卒業を勧めるのは酷なのだろうかと考え込むこともある。

　また、参加動機が「引きこもりたくなかったから」「せっかく案内が来たから」など、曖昧な人もいる。積極的にグリーフワークをしたいという気持ちがない人もいる。そのため直面化が難しい。本人はそれを望んでいないからだ。望んでもいないのにアプローチするのは専門家の傲りになる。

　このような難しさが出てくる１つの背景は、サポートグループの位置づけの曖昧さかもしれない。レイクらのグループは複雑性悲嘆を対象とした「悲嘆療法」という位置づけなので、スタッフはかなり積極的に介入を行う。参加回数もそれぞれのメンバーとの間で取り決め、まだ悲しみはあるけれど難題をクリアしたところで卒業となる。私たちのティータイムに相当するコーヒータイムはメンバーだけで行い、セラピストは入らない。グループの中では悲嘆作業と無関係なことは一切喋ってはいけないという厳重なルールもある。リラックスしながらほかの事柄について語り合う場であるコーヒータイムにセラピストが加わらないのは、メンバー同士のネットワークを発展させるためであることに加え、セラピストとの関係を厳格に維持するためではないかと思われる。一方、緩和ケア病棟で行われているような遺族会では、治療的アプローチはいっさいない。

　私たちのサポートグループは、「悲嘆療法」でも「遺族会」でもない。レイクらが述べる「悲嘆援助」のグループ療法に入るのだろう。

　現在の問題を解決するために、グループの枠組みを明確にする、あるいはグリーフワークを行うことに同意した人だけに参加してもらうといった改良が考えられる。しかし、そうすると、曖昧な気持ちのまま参加していた人たちが今後は参加できないことになる。そういう人たちにとっても、

このサポートグループが力になってきたことは確かだ。だから、"ちょっとゆるめの会"は、それはそれでいいのかなと……。

なかなか卒業できない人たちも、最終的にはそれぞれのやり方で卒業していくし、次第にいまの環境に適応していく。

死別後2年経っても、つらくて思い出の品を持ってくることができないメンバーがいた。ある日のグループで、彼女は卒業するメンバーに、「おめでとう」と優しく声をかけた。そして、「いまはまだ無理だけど、私もいつかは卒業しないといけないと思っている。新しい方がいらして、ここに4年も5年もいる人を見たら、私だったら、元気になるのにそんなに長くかかるのかって不安になるもの。ここはいつまでもいるところじゃない。私もここに通って、随分元気になったわ。でも、まだもう少しここが必要だと思うの」と語った。自分のいまの状態を十分に認識していることに、そして、卒業の意味を十分理解していたことに、私は胸が熱くなった。

要は1人ひとりのプロセスを尊重し、それぞれのレジリエンスを信じることなのかもしれない。こんなふうに、悩んでも結局、当たり前の気づきに行き着く。

「通常の死別反応は、治療の必要はなく、むしろ介入することで、エンパワーメントの低下や不要な個人的・社会的コストを発生させる危険性がある」(瀬藤ら、2010)という文章を読んで、どきりとした。自分たちのグループの在り方を顧みた。私たちは強制的にすべての遺族にグループ療法を行っているわけではない。グループへの参加を希望する人たちは案内を出した人たちの1割にも満たない。その人たちは通常の死別反応にある人たちではあるが、自らサポートを求めてきた人たちだ。自身がサポートを必要としていると感じている人たちである。私たちは治療や介入ではなく、個々人の適応に向けた潜在力が、すなわちレジリエンスが十分に発揮できるように場を提供し、支えたいと思う。傲慢な専門家の態度に陥っていないかをレビューしながら進めていかなければと、この論文の一節を読んだときに思った。

# 第4章 遺族のためのサポートグループを始めたいと思ったとき

　ここまで読んでくれた人たちのなかには、「やりたくても頻繁に開催する時間なんてない」「かかわれるスタッフはそんなにいない」「カウンセラーもいないし……」「グループ療法なんてできない」といった感想を持った人もいるかもしれない。だからといって、遺族ケアをやってみたいという気持ちをあきらめないでほしい。通常の悲嘆にある人たちへのケアなら、自分たちができるやりかたで始めればそれで十分。本章では、たとえ時間がなくても、人がいなくても、自信がなくても、サポートグループを始めることができる最低限のエッセンスを紹介したい。

## 1. 場を提供する

　私たちのように構造的に行わなくても、遺族が集まることができる場を提供するだけで意味がある。うまくファシリテーションしなければいけないとか、アドバイスしなければいけないと思う必要はない。集まった遺族の語りを傾聴すればいい。遺族自身が泣いたり、語ったり、その場にいること自体がグリーフワークになる。
　私たちのグループに研修として参加する看護師からは、最初のうちは遺族が泣きながら語ることに戸惑って何の言葉も出てこないという感想をよく聞く。それでも看護師は、メンバーたちの様子やメンバー同士の相互作用を的確にみている。この辺りは、さすが、大部屋の患者同士の関係を的確に把握し、集団をケアしている看護師だと感心する。
　開催頻度も、月1回でも年に数回でも、できるところから始めれば十分だ。場の雰囲気を和らげるためにお茶を出したりするのも1つであろう。ティッシュは必需品だ。

## 2. 看護師がいること

　遺族が看護師とともにいること自体の意味も大きい。
　見ず知らずの専門家ではなく、故人が看護を受け、最後のひとときをともに過ごした看護師と思い出を語り合えるだけで、どれだけ遺族が救われるかしれない。
　私たちのサポートグループでも、看護師がスタッフとして参加することには重要な意味があると思っている。遺族の中には、初めてグループにやってきて、看護師に気づくと感極まる人が多い。遺族にとって看護師は、苦しかったことや切なかったこと、楽しかったことなど、さまざまな出来事や感情をともに共有した人たちだ。その看護師とともに、悲哀のプロセスを歩むことができる。故人がケアを受けた看護師に会うことは、安心や懐かしさの感情とともに、闘病中の感情が呼び起こされ、そのことがグリーフワークを進めることにもなる。
　看護師は、闘病中に築いた関係を活かして、遺族が死別の苦しみを乗り越えることができるようにサポートできる。それはケアの継続でもある。

## 3. ルールを作る

　場を提供するだけでいいとは言っても、さまざまな人が参加すればいろいろな事態が起こることも確かだ。なかなかグループの目的を理解してくれない人がいると、私たちもつらくなったり悲しくなったりする。中には話が止まらない人がいて、そういう人の話を止めることは難しい。他者の話を共感的に聴けなくて意見を言ったり、すぐに自分の話に持っていこうとする人がいたりすると、泣くことや大切な沈黙が中断されてしまうこともある。
　収集がつかなくなるのではないかと不安であれば、ある程度ルールを作って、メンバーに最初に伝えておくことも1つの方法だ。「喪失と関係のある話題に限る」など、グループの目的を明確に伝えることと守秘義務

の説明はもちろん必要である。そのほかに、ほかの人を批判しない・勧誘しない、ほかの人と比較しない、時間を独占しないなどのルールもあったほうがいい。事前にルールを伝えておけば、困ったときにも「最初にルールとして説明したように」と、介入しやすい。「第3章　13．難しい場面におけるファシリテーション（▶p.91）」も参考にしてほしい。

深い悲嘆にあるときには自殺を考えることがある。希死念慮がある場合には、「グループの中で、死にたくなる気持ちについて語ることは奨励されるが、決して自殺行為を行ってはいけない」というルールを提示することも重要だ。

## 4. 看護師も泣いていい

ほとんどの看護師が、参加当初は「涙が出そうになって困った」と、感想を語る。看護師は専門家なんだから泣いてはいけないと思い込んでいるのだ。それは誤りである。

遺族の語りに共感して涙を流すことは人間として自然な姿であり、1人の人間としてともに在ることが大切だ。看護師が自分の感情を素直に表すことで、遺族も感情を表出することは恥ずかしいことでも無意味なことでもないと感じ取ることができる。

## 5. ふり返りの時間をもつ

サポートグループを行った後は、スタッフで、たとえ短い時間であっても必ずふり返りの時間をもってほしい。それは遺族のためだけではなく、自分たちのためにも必要なことだ。

遺族の悲痛な語りに衝撃を受け、患者のことを思い出したり、これまでの自分たちのケアの問題点に直面させられたり、個人的喪失体験が揺さぶられたりする。あるいは看護師への感謝の言葉に救われる思いになることもあるだろう。自分の中にわき起こってきたさまざまな感情を語り、共有

し合うことが大切だ。そういう意味では1人で行わないで、最低2人で運営したほうがいい。

## 6. 困ったら専門家に相談する

　ルールを提示しても、中にはほかのメンバーの迷惑になる人だっているだろう。希死念慮があるなど、専門家の治療を受けたほうがいいのではないかと思う人だっているかもしれない。自分たちが困ったら周りの人に相談してほしい。心理職や精神科医に相談できれば一番いいが、すぐにはそういう人を見つけられなかったら、上司や同僚や医師でもいい。みんなの知恵をもらおう。自分の力の限界を知り、他者に助けを求めることができることこそが優れた専門家であり、健康な力だ。

## 7. グループの中での大切な姿勢を押さえておく

　「第3章　15. ファシリテーターの基本姿勢（▶p.93）」や、「第Ⅰ部第3章　4. グリーフケアのポイント（▶p.52）」に専門家の姿勢を示したが、その中で、「遺族にとっての真実を尊重して聴く姿勢：受容と共感」「自然な反応であることを保証する」「身体および精神症状を把握する」ことは、ポイントとして押さえておいてほしい。
　ヤーロムら（1988）はリーダーの役割として、メンバーに要求しないこと、グループの自然な流れに干渉しないこと、メンバー同士の自発的な相互作用を妨げないように介入のタイミングに注意することを挙げている。
　死別した人への看護介入について以下のように紹介している論文がある（Scannell-Desch、2003）。
・治療的で共感的コミュニケーションを用いる。
・純粋なサポートと理解を提供する。
・情緒的表現とともに安楽を実行する。
・感情の自由な表現のために、寛大で、批判的でない環境を作る。

・死別の理論的枠組みと文献に親しんでおく。
・クライエントに悲嘆反応と感情について情報を提供する。
・コミュニティサービスに熟知しておく。それは、死別カウンセラーやホスピス、遺族のためのカウンセリングやサポートグループを提供する施設などを含む。
・国や地方のサポートサービスに熟知しておく。
・あなた自身の死別経験を認め、分析する。
・死別したクライエントに、人生の変化を嘆き、分析する時間を提供する。

　語ることや泣くこと、怒りの中に癒しの力があることを、まずは私たちが信じなければならない。グリーフワークには苦痛が伴う。その苦痛に寄り添い、苦痛の中にあっても、いま、ここで生きている遺族に尊敬の念を抱きたい。
　ぜひ、皆さんもサポートグループを始めてみてほしい。

# 第5章 遺族のためのサポートグループの中での語り

　本章では、遺族のためのサポートグループの中で語られる遺族の物語について記してみたい。

## 1. サポートグループにおける参加者のさまざまな体験

**【1】故人の思い出の品を持ってきて語る**（広瀬ら、2005）
❶ 故人との関係や歴史をふり返って語るきっかけとなる
　優子さんは夫を亡くした50代の女性。夫が受けてきた医療に納得できず、その感情を語り続け、故人との思い出に浸るような語りはなかった。
　死別後9ヶ月（参加4回目）に、結婚前に夫からプレゼントされたものを持ってきた。〈いま、ここにご主人がいたらなんて言うでしょう？〉と問いかけると、「やっているな、頑張っているかいって」と答えた。〈いま、ここにご主人がいたらなんと言いたいですか？〉と問いかけると、「こうやって出発したから、もう少し一緒にいたかった。でも、その分頑張るからあとは見ていてね、応援していてねって」と答えた。〈思い出の品を持ってきて、いまの気持ちは？〉と問いかけると、「私も頑張ってきたからいまがある。そういう自分を幸せに思わなくてはいけないかなと思った」と語った。

❷ 悲しみを素直に表現できる
　良介さんは妻を亡くした80代の男性。「ばあさんに、『私が死んでも泣いてくださるな』と言われたから」と、その言葉を守り通そうとしていた。妻に言われたからだけではなく、男たるもの感情を出してはいけない、泣いてはいけないという思いが強いように見えた。
　死別後5ヶ月（参加5回目）に、妻が親から引き継いで絶やさないで

きたぬか床の代わりに、自分がそのぬか床につけた漬け物を持ってきた。

　思い出の品を持ってきて語ったことをきっかけに、亡き妻に対する思いや夫婦の歴史を語り始めた。「ばあさんは若いときは苦労したが、病床では『私は幸せ。だから、いま死ぬことが、お父さん、幸せなんだよ』とよく言ってくれた。その言葉が私にとって救い。だから忘れ去ることが妻の魂に対する孝行じゃないか、そんな気がする」と語った。けれども、「寂しいな。今日は半年目の命日。静粛に拝んで話をしてきましたよ。そんなことだから、なかなか胸の中から消え去ることは不可能だと思う」と、初めて素直に自分の寂しさを語り、涙を流した。

　その後、新しい参加者に、「泣く場所が必要なんだ。私もここでは泣いている。ここは泣いていいところなんだよ」とサポートするようになった。

## ❸ 自分の感情をメンバーに共有してもらうことで亡くなった事実を受け入れ、明日への勇気に繋がる

　由里子さんは夫を亡くした60代の女性。夫の好きな物を買ってきては仏壇の周りに並べて、泣いて暮らしていた。

　死別後5ヶ月（参加5回目）に、夫が吹いていたハーモニカを持ってきた。〈いま、ここにご主人がいたらなんて言うでしょう？〉と問いかけると、「まだ忘れないでいてくれたのかと思っているかな」と答えた。〈いま、ここにご主人がいたらなんて言いたいですか？〉と問いかけると、「つらいなと思うことがあっても乗り越えられるときがあると、やっぱり守ってくれているのかなって。それでまた感謝して暮らしているんですよ」と語った。〈思い出の品を持ってきての思いは？〉と問いかけると、「皆さんに聴いていただいて、本音でわかってもらえることがすごく勇気になる。また明日、頑張らなくちゃって」と答えた。

　その後、「ハーモニカを仏壇のところに置いて、仕事に行ってくるよって言うようになりました。写真が笑っているような感じ」と語った。

## ❹ 故人の愛情を思い出し、気持ちが楽になったり、感謝の気持ちが沸く

　菊江さんは夫を亡くした60代の女性。夫は自分に何の言葉も残してくれなかったと苦しんでいた。

死別後 5 ヶ月（参加 5 回目）に、夫が建ててくれた家に関する手紙を書いてきた。〈いま、ここにご主人がいたらなんて言いたいですか？〉と問いかけると、「ありがとう、だね。こんな私とよく一緒にいてくれてありがとう」と答えた。〈思い出の品を持ってきての気持ちは？〉と問いかけると、「手紙を書いているうちに、夫が『家族のために一生懸命やってくれたあんたをボロ屋に残しておけない』と言ってくれた言葉を思い出しました。感謝の言葉を残してくれていたことに気づけてよかった」と語った。

### ❺ 故人への役目を果たしたという達成感をもつ
　克子さんは夫を亡くした 70 代の女性。夫を亡くした悲しみや寂しさはあまり感じないと言うが、気むずかしい夫を家で看取ったにもかかわらず、十分なことができなかったと自分を責めていた。
　死別後 8 ヶ月（参加 8 回目）に、夫と旅行に行ったときの写真を持ってきた。思い出の品を持ってきての感想を聞くと、「どうってことない。これしかない」と答えた。それから、夫の身の回りのものはすでにほとんど整理してしまっていたために、写真ぐらいしかなかったという話になり、「肩の荷が降りた。これでやっと片づいた」と語った。
　次の回、克子さんは眼鏡を変え、口紅も明るくなっていた。夫が鼾をかいて横に寝ている夢を見たという。「それなりに幸せだったのだと思う」と語った。
　その後、「しょっちゅう出歩いている」と言うので、〈妻としての役割を十分果たしたご褒美〉と返すと、素直に「そう思う」と答えた。

### ❻ 思い出の品がもつ象徴的意味に気づくことで前向きに生きていく力を得る
　貞子さんは夫を亡くした 70 代の女性。夫への愛情を素直に表現できない人だった。
　死別後 7 ヶ月（参加 3 回目）に、夫が最後の旅行で買ってきたオルゴールを持ってきた。〈思い出の品を持ってきての気持ちは？〉と問いかけると、「夫はいつも 1 人で旅行に行ったときにお土産を買って来るんだ

けど、このとき私は娘でもあるまいしって馬鹿にして開けもしなかったの。聴きもしなかった。一度も開いたことがなかったんですよ。本当に記念になっちゃった。これを見ると涙が出るわ。どんな思いで買ってきたのかと思って。もっと喜べばよかったなぁ、悪いことしたなぁって。大事にしようと思って」と語った。〈いま、ここにご主人がいたらなんて言いたいですか？〉と問いかけると、「悪かったね、ごめんねって言ってあげたい。私は私で一生懸命生きていくからって言うしかないわね」と答えた。

　その後の様子を尋ねると、「しまい込んではいけないと思って卓袱台に置いて、毎日夕方、お父さん、一緒に聴こうねって言って、2人で聴いているの」と答えた。「最近、夫が近くにいるような気がするのね。見てくれているんだなぁと思ったりさ」と語るようになった。

### ❼ 自分にとっての故人の新しい位置が定まったり、見守られていることを改めて実感する

　蘭子さんは夫を亡くした60代の女性。初回からよく泣き、よく語った。

　思い出の品を持ってくることを一度は拒否した。そのときの心境を後に、「あのときはスプーン1つでもなんでも思い出に繋がるから、思い出の品を選んで持ってくるように言われたときは反発めいたものを感じた」と語った。

　それでもその課題はその後も意識していたようで、死別後5ヶ月（参加4回目）に、夫との最後の旅行で夫に買ってもらったブローチと、そのときの写真を持ってきた。〈いま、ここにご主人がいたらなんて言いたいですか？〉と問いかけると、「楽しかったね。いずれ私も逝ったらまた一緒に行こうねって」と答えた。思い出の品を持ってきての感想として、「いまになって自分と亡き夫との思い出を素直にお話ができるようになり、少しずつ寂しさだけの気持ちから抜けられるような感じ」と語った。

　次の回のとき、「最近、夫が胸の中にいるような気がする」と語った。

◎

　［故人との関係や歴史をふり返って語るきっかけとなる］のように、具体的な物を持ってくることで、思い出を思い出し、故人との歴史をふり返

り、語るきっかけになる。

　［悲しみを素直に表現できる］［自分の感情をメンバーに共有してもらうことで亡くなった事実を受け入れ、明日への勇気に繋がる］のように、特に、なかなか感情を表出できない人や情緒的にまだ混乱している人、故人の愛情を確かなものとして感じることができない人にとっては、思い出の品を持ってきて語ることは支持的な方法だ。

　そして［故人の愛情を思い出し、気持ちが楽になったり、感謝の気持ちが沸く］ようになったり、［故人への役目を果たしたという達成感をもつ］ことを確認できるようになる。

　ウォーデン（1991/1993）が述べるように、思い出の品を持ってきて語ることの意味は家族の死に直面し、故人について話すのではなく、故人に対して話しかけることを可能にし、思い出の品がもつ象徴的な意味が明らかとなり、故人との新たな関係に出会うことを促進する。

　たとえば貞子さんは、オルゴールが夫の優しさを表す象徴であることに気づき、"あなたの優しさを素直に受けなくてごめんね"と、自分の心残りを夫に伝えることができた。それからはオルゴールを媒介として夫とふれあうことが日常の中に組み込まれていき、「私は私で一生懸命生きていくから」と夫に伝えることができた。これは単なる品物を超えて、［思い出の品がもつ象徴的意味に気づくことで前向きに生きていく力を得る］ことを表す。

　その後、貞子さんは夫が近くにいて見守ってくれている気がすると述べたように、亡き夫の位置が自分の中で定まってきた。これは［自分にとっての故人の新しい位置が定まったり、見守られていることを改めて実感する］ことだ。「夫が胸の中にいるような気がする」という蘭子さんの言葉も、蘭子さんにとっての亡き夫の新しい位置が定まってきたことを意味する。

　参加者たちは先輩が思い出の品を持ってくることを見て、自分もいずれは持ってこなければいけないことを認識し始める。自分の順番が来て思い出の品を持ってきて語った後、「やっと宿題が終わった」と、安堵する人もいる。課題を提示することは参加者に負担を感じさせる面も確かにあるだろう。しかし、ほかの参加者が課題を出されていることを見る中で、自

然と自分もいつか持ってこなければいけないことが意識される。それは、故人との思い出や故人との関係をふり返る作業が、すでにそこで始まることを意味する。

## 【2】故人に手紙を書いてきて読む
### ● 泣いてくださるなと言われたが、また泣くかもしれない
　良介さんは死別後9ヶ月のときに、亡き妻に手紙を書いてきた。

　手紙には、妻の葬儀の報告と、近々行う新盆の報告が書かれてあり、妻に最後にできることを頑張って果たしているという気持ちが表れていた。妻に対する悔いや謝罪、感謝、尊敬の念も綴られていた。「壁に飾ってあるおまえの写真はにこやかに微笑んでいるので、話しかける俺の心の救いになっているんだよ」と、亡き妻との新しい関係を表現していた。「泣いてくださるなと言われたが、涙が滲んでくる。また泣くかもしれない」と、現在の悲しみを語っていた。

　〈いまの気持ちは？〉と問いかけると、「妻に言えてよかった」と答えた。〈届いていますよ〉と伝えると、「届いているかな」と嬉しそうに答えた。その日の感想文には「素直に妻に話しかけられてよかった」と記していた。

### ● 君をもう絶対に離しません
　哲さんは妻を亡くした60代の男性。初回は抑うつ状態が顕著で、くたびれた様相で、よくここまで来ることができたという印象だった。

　死別後1年2ヶ月のときに、亡き妻に宛てた手紙を持ってきた。

　手紙はかつてのプロポーズの情景から始まり、2人の思い出がロマンティックに綴られていた。一変して妻を亡くした悲しみの記述は強烈だった。そして「随分元気になったでしょう。生きられるだけ生きてみようと思う。神様のお迎えが来たら君のところへ連れて行ってもらいましょう。たくさん、楽しい土産話を持っていきます。君に会ったら力一杯抱きしめたい、もう絶対に離しません」と締めくくられていた。

　次の会のときに、〈前回手紙を読んでみてどうでした？〉と尋ねると、「ある段階で手紙を読むと、ああ、本当に亡くなったんだっていう気がす

る。なんか1つ卒業したっていう、これは1つのイニシエーション」と語った。それを聴いて、すでに手紙の課題を終えていたほかのメンバーたちが、「けじめになるみたいね」「自分の心の中に納得させる意味があるんでしょうね」と語り、互いの気持ちを共有していた。

## ⬤ いつもここにいる気がしていたのが、ああ、そういえば感じなくなったなって

満子さんは夫を亡くした60代の女性。夫と死別後6ヶ月から遺族のグループに参加した。満子さんは自分ではもう悲しみから立ち直っていると思っていたし、表情も落ち着いていた。しかし一方で、ぽっかり穴が開いたような気持ちがあることにも気づいていた。立ち直ったと思っていた自分がグループに参加するたびに悲しくなり、帰宅後、1人で泣いていた。

「長期に出張とかでいないことが多かったんですよね。だからふわっとまた戻ってくるような。こんな写真さえなければね、いつかどっかから帰ってくるんじゃないかと、そういう感じばっかりするもんだから」と語った。

死別後1年半が経過した。満子さんは悲しみに暮れているわけでもなく、日常生活を楽しんでいた。グループの中でも孫との触れあいを楽しそうに話し続けることが多かった。しかし、卒業の話を向けると、「ここに来ると心がホッとして落ち着く。まだ卒業はできない」と拒んだ。〈このグループに参加したいのなら、ちょっと頑張ってご主人に対する思いをしっかり見つめてみましょう〉と伝え、満子さんに2度目の手紙を書いてきてもらうことにした。

満子さんは、死別後1年9ヶ月のときに、亡き夫に手紙を書いてきて読んだ。

「手紙を書いて1週間ぐらい、これでいいのかなって読み返すと、そのたびに無性に涙が出るんですよ。ところが夫が夢の中に出てきて、それからね、泣かなくなったんです」と語った。

〈無性に涙が出たというのは、いま思うとどういう涙だったんでしょうか〉と問いかけると、「どういう涙だったのかなあと思ってね。夢を見てから、いつもここにいる気がしていたのが、ああ、そういえばあまり感じ

なくなったなと思ったんですよね。だからこれを書くことによって、本当にけじめになったのだと思うんです」と答えた。

「夫の夢は初めてです。本人は出てこないんですよね。会社から、3人事故に遭って1人は助かったけれど、お宅のご主人ともう1人は亡くなったっていう連絡がある夢なんですよ。夢の中では涙は出なかったんです。それからね、2、3日してから、ああ、そういえばって。手紙を出して読んだけれど、涙は出なかったし。昨日も、明日読めるかなって不安に思ってたけど、やっぱり涙は出なかったし。だからこれで一応のあれは自分でできたのかなって。よく心の中にいるって言うけど、私なんかね、いつもここにいるような気ばっかりしていたんですよね。でもよく考えたら、そう言えばなんかそういう感じがしなくなったような気がするんです。だからこれを書くことによってね」と、思いを語った。

〈いま、ご主人はどこにいる感じですか？〉と問いかけると、「母親をすごく慕っていたんですよね。結婚した年に亡くなって。だから、ああ、お母さんたちと楽しくやっているんだろうなあと思って。でもずーっと私たちを見続けていると思う」と答えた。満子さんはようやく、悲嘆からの回復に向けて一歩前に進んだ。

多くの手紙の内容は、"過去の思い"と"現在の思い"、そして"将来に対する思い"が含まれていた。"過去の思い"には［闘病中の思い］［夫婦の歴史をふり返る］［葬儀など、自分が果たした仕事の報告］［亡くなった後の思い］が、"現在の思い"には［故人がいないことへの思い］［近況報告］［故人との新しい関係］が、"将来に対する思い"には［生きていく決意］［故人への願い事］［あの世で会うことの約束］が綴られていた。ほかに、"サポートグループへの感謝"が含まれていた。

故人に手紙を書いてきて読むことは、"素直に亡き人に向かうことができる""故人との関係や自分の感情に直面化することができる""言語化することでいまの心情を整理し、確認することができる""故人に対して果たしたことを書くことで保証してもらえる""2人の歴史を書き遺すことができる""自分の気持ちを収め、区切りになる""他者に自分の思いを共有してもらえる"という意味が見出された。

なかなか家族の死を真に受け入れられない人にとっては、何度か手紙を書いてもらうことが、悲嘆からの回復を促進する場合がある。満子さんは亡き夫に手紙を書くまでは、夫が生きて帰ってくるような思いから離れることができなかった。それが手紙を書くことによって、本当に亡くなったのだと自分の心の中に納得させることができた。それは夫が死ぬという夢として象徴的に現れている。満子さんが夫の夢を見たのはこのときが初めてだった。この象徴的な夢を見て、夫の死をようやく納得し、本当の意味での悲嘆からの回復に向けて歩み出すことができたと思われる。

手紙を書くことには思いがけない効果がある。法事のときに、子どもたちに自分の手紙を読んで聞かせた人もいる。その後も、記念日などに故人に手紙を書くことを続ける人たちがいる。恋文コンテストに投稿して入賞した人もいる。

## 【3】夢を語る（広瀬ら、2003）

満子さんの夢は象徴的であったが、ほかにも意味ある夢を語ってくれた人たちがいる。

### ● 夫とともに船の旅へ……

貞子さんは他人に弱みを見せず、明るく振る舞ってはいるが、死にたくなる衝動に駆られるときもあった。

貞子さんは夫の思い出の品を持ってきて語ることや、夫への手紙を書いてきて読むことなどを通して、悲嘆から回復していった。「夫の一周忌を終えてほっとした」と語り、「これからよ！」と明るく言った。顔にも艶が出てきて美しくなった。

ところが死別後1年5ヶ月頃から「年取ったのかなあ」と、身体がつらそうで、化粧乗りも悪くなってきた。「ミヤコ蝶々さん亡くなったでしょう。まだ80歳だってね。じゃあ、私も80歳までかなと思ってさ。もう頑張ってもそんなもんでしょう。人の世話は焼いても、私を看てくれる人はいないんだよ」と、寂しさが伝わってきた。

・夢1：残された現実と危うさの象徴としての夢
　死別後1年8ヶ月、印象的な夢を語った。
　「この間、前に書いた日記をみてたのね。そしたら夢の日記なの。飛行機に乗って夫がどっかへ行くと言うんでね、切符を受け取って。ずっと長い廊下みたいなところを歩いていって、あの人も曲がったから、後について曲がって行って。そしたらエスカレーターみたいなものがあったんだね。それに乗ったの。いつもね、デパートへ行っても、あの人は一緒に並んで歩く人じゃないから。体裁が悪いというか、昔の人はさっさと行っちゃうんですよ。そのときも、ああ、また先に行っちゃったと思ってね。エスカレーターの上のほうを見て。いつも先に行っていれば必ず覗くんですよ。だけど覗かないのね。それで変だなあと思うところで目が覚めたのかな。ああ、そうか、1人で行っちゃったんだなと思ってね。そんなのが日記に書いてあったんですよ。それをみたとき、ちょっと涙が出たけどね。ああ、やっぱり振り向かないで行っちゃったんだなあと思ってさ」。
　亡くなって半年が経ったくらいの夢だったという。この夢は夫が逝ってしまい、自分は残されてしまったことの象徴だと感じる。元気のないときに偶然、この夢を見つけたことにも意味を感じた。いまの貞子さんの元気のなさや危うさに繋がっているようだった。夫と一緒に行っていたら、貞子さんもあの世に逝ってしまうことになったかもしれない。

・夢2：語ることで危機を乗り切ることができた夢
　貞子さんの元気のなさは続いていた。死別後1年10ヶ月頃、再び印象的な夢を語った。
　次の回のとき、貞子さんは前回話した夢のことを引きずっていた。ファシリテーターに夢に対するコメントを求めていたのに、明確な返事がなかったことに、「馬鹿にしてたんでしょ」と言った。笑いながらだったが、真剣さが伝わってきた。それで、次回、夢を書いたものを持参して、もう一度読んでほしいと伝えた。
　貞子さんはその次の回のときに持ってきて読み始めた。聞いてもらえるのが本当に嬉しそうな表情だった。
　「主人と2人で車に乗って家を出るとき、ブロック塀の角で車の脇をこ

すってしまった。たいしたことでもないし、気にかけずに出かけたわけですよ。デパートのようなところでシャツとかズボンとか買おうと思ったのか、ショーケースの中を物色していたんだけど、思うようなものがなかったので止めた。それから細い道を走っていき、車の中で気分よく話しながら、船の旅をしたことがないから1週間ぐらいの予定でゆっくり回ってみたいね、なんて主人が言う。こんなに身体が悪いのに船などに乗って具合でも悪くなったらどうすればよいのか、私はそればかり心配しているのに、のんきなものだなと思いつつも、うんうんと言っていた。どうせ実現するわけはないのだから。でもその道をどんどん走っていったら、広い通りに出ようとしたところに、大勢の男女の警察官が輪になって何か話し合っていた。一方通行の道であったことに気がついて、慌ててUターンしようとして、角のコンクリートに前の部分をこすった。たいした傷でもないので、警察官に気づかれないうちに来た道を帰った。途中で二股の分かれ道になり、どっちに行こうかと迷っていたら、警察官がバイクでそっと近づいてきた。さっきコンクリートに当たったところの傷はたいしたことなくてよかったですね、なんて老人だと思って優しくしてくれたけど。私はいつの間にか車を降りて少し離れたところに立っていた。そのうちに大勢の男女の警察官がバスで近づいてきて、窓から何か言っている。バイクの警察官と主人で何か話しているけれども、聞こえない。優しく応対しているけれども、一方通行違反の切符でも切られた様子で、何とも嫌な気分で目が覚めた」。

　貞子さんは「警察官が嫌だった」と言った。ファシリテーターは〈夢を聴いていて、貞子さんがすごくご主人に近くなったというか、死を近くに感じたんです。だけど車座の警察官から、そっちに行く前にね、守られているという感じが私にはしたんですよ。貞子さんにとっては怖い存在でも、何か守ってくれる存在という印象を持ったんですけれど〉と伝えると、「そうだよね、別にこちらが悪いことをしなければ守ってくれるんだから」と答えた。

　最近の不調や元気のなさと関連している夢だと思った。私たちは警察官が海に行かせなかったのだと感じた。そのまま行ってしまったら死んでしまったかもしれない。それに、貞子さんは途中で車から降りて観察者にな

れている。大海原に入ってしまわずに、現実のところに留まってよかったとほっとした。

車座の警察官はこのグループの象徴だったのかもしれないと感じた。貞子さんが体調が悪いので、私たちはグループの外でも気遣っていたが、そういう繋がりも貞子さんにとって大きかったのかもしれないと思えた。

この日のティータイムでは久々に明るい貞子さんに戻った。そして不思議なことに、この日を境に貞子さんは体調もよくなり、元気さが戻ってきた。夢を扱うことで死を遠ざけることができたのかもしれない。貞子さんは夢を見て、それを語るごとに何かを乗り越えている印象を受けた。

貞子さんの体調が悪くなったとき、私たちは貞子さんがこの冬を越えることができるのだろうかと不安だった。そんな貞子さんが夢の中でこの世に留まる作業を行った。その夢は一歩間違えば、亡き夫とともにあの世に旅立ってしまうような夢だった。貞子さんにもあの世に行きたい願望があったことを私たちは知っている。しかし、貞子さんは夢の中でこの世に留まる決心をし、その日を境に見違えるように元気になった。

貞子さんにとって、夢を見たことだけではなく、その夢をグループで語ることに大きな意味があったことは注目すべき点だ。貞子さんの変化は、夢を語った直後から起こった。夢の中の「車座の警察官」は、私たちが輪になってグループを行っている光景と重なる。貞子さんの夢は、グループの参加者と共有されて初めて完成し、貞子さんを救う夢としての意味をもったといえる。

## 【4】スピリチュアルな繋がりを実感する（広瀬ら、2003）

満子さんも貞子さんも夢と繋がることを通して、故人との新たな繋がりを実感し、夢によって再生できた。夢はスピリチュアリティの象徴であるといえる。ここでもう１つ、スピリチュアリティを象徴する物語を記してみたい。

### ◉ 妻は天国に来たみたいって……

すみれさんと哲さんは50代と60代の夫婦だった。

・すみれさんのコラージュ

　すみれさんは亡くなる直前に、一枚のコラージュを作った。中央に太い幹をもつ木がそびえ立ち、鮮やかな花が咲き乱れているものだった。終末期の患者とは思えない、力強いエネルギーが感じられた。周りも鮮やかな色の木々で満たされていた。

　すみれさんは「夫とよく山に登ったんです。この写真は一緒に主人と行った※※高原にそっくり。つらいときはその状況を思い浮かべるんです。そうするとつらさが和らぐんです。冬に紅葉と桜が一緒に見られるところに行ったんです。この写真も青々とした木から、紅葉しかかったところまでいろんなものを含んでいていいわ」と言いながら、画用紙に貼っていった。


・哲さんのグループへの参加

　哲さんは、すみれさんと死別後2ヶ月から遺族のグループに参加するようになった。くたびれた様相で、抑うつ状態が顕著だった。

　しかし、哲さんは自分の感情を悪びれずに語り、泣き、ほかのメンバーの話もよく聴き、そういう中で目に見えて回復していった。


・すみれさんのコラージュを贈られて

　哲さんは死別後1年2ヶ月のときに、妻への手紙を書いてきた。読み終えた哲さんに、すみれさんが遺したコラージュを渡した。もう渡してもいい時期だと思えたからだった。

　哲さんはコラージュを見てすぐに、「これは※※高原にそっくりです」と言った。「女房が『天国に来たみたい』って。だから天国はもっといいとこだぞって言ったんですよ。桜の花とね、紅葉が同時に見られるところに連れて行ってあげたんだけどね。驚いて、この世かしらなんて言ったことを覚えていますよ。すーっごい感動しちゃってね」と思い出を語った。

　〈哲さんに最初に質問紙に答えてもらったとき、自由記載の欄に書いてありましたよね。『死は生命の新陳代謝であると考えるようになった。妻は桜の散る頃死んだ。新陳代謝ならば再生されねばならない。花の後に新芽が出る。それは新しい生き方を選択された私であり、子どもたちだと思

う』って。それを読んだとき、すみれさんのこのコラージュと結びついたんですね。再生のイメージ〉と伝えた。

　次回、「コラージュを子どもに見せたら、『お父さん、ありがとうっていうメッセージでしょう』って。額に入れて僕の部屋に飾ってあります。メッセージっていうのは、必ずそういうものには含まれているんですよね」と語った。〈すみれさんが最後にそうやってご家族に遺した贈り物なんでしょうね。すみれさんが遺してくれたメッセージを家族がそうやって受け取られたということが、すごく素敵ですね〉と伝えた。

　この頃、哲さんは生き生きとした表情に変化し、季節にあった格好をしてくるようになっていた。

　すみれさんは、死の間際にあってコラージュという作品を作り上げた。この作品はすみれさんがこの世に生きた証であると同時に、遺される家族への最後の贈り物でもあった。夫の哲さんはこの作品を一目見た瞬間、すみれさんからのメッセージを理解した。いまはあの世にいるすみれさんとこの世で生きている哲さんとのスピリチュアリティが繋がったのだ。すみれさんとの思い出を実感し、それはコラージュという象徴的な作品によって、いまもすみれさんが自分の中にいることを実感することになり、哲さんが再生していく。哲さんは孫が生まれたときに「命のリレー」と語ったが、このコラージュはまさに、命のリレーという再生の意味があったといえる。

○ スピリチュアリティ
　スピリチュアリティに関しては、多くの研究者や臨床家が定義している。
　私は臨床の中で「繋がり」に注目してきた。この繋がりは、物理的距離や次元を越えて、人が孤立していないと感じることのできる対象との結びつきとしてとらえられる。対象を信頼し、対象に身を委ね、包み込まれるようなあるいは融合する感覚に似ているのかもしれない。人間にとっての繋がりには、たとえば内なる自分との繋がり、この世（この世の人）との繋がり、自然との繋がり、宇宙との繋がり、あの世（あの世の人）との繋がりなどがある。スピリチュアリティとは、人間の存在・実存にかかわる

ものだ。

　スピリチュアリティは至高体験などでも体験するし、必ずしも人生の危機に直面しないと現れないというものではない。ただ、ここでは喪失を体験している人にとってのスピリチュアリティを考えてみた。そのようなスピリチュアリティを敢えて定義しなければならないとすれば、人生の危機に直面して生きる意味が見失われたときに、新たに生きる希望を見つけ出そうとする心的機能であり、繋がりを実感できる力であると定義したい。人は繋がりに苦悩し、不安になり、その繋がりを確かに実感できたときに、心の平安に近づくことができるのではないだろうか。

　死にゆく人にとっては、この世との繋がりを絶たれる不安や苦悩から、内なる存在との繋がり、そしてそれを含めたもっと深い繋がりを実感できるようになったときに、平安が訪れるのではないだろうか。それが「死の受容」といえる。

　一方、大切な家族を亡くした遺族は、故人と新たな繋がりを実感できたときに、未来に向かって新たに自分らしく生きていくことができるようになる。それが、悲嘆からの回復だろう。

## 【5】悲嘆に関するレクチャーを受ける

　美幸さんは悲嘆に関するミニレクチャー（資料4▶p.226）を聞いた後、「随分自分の気持ちも変わってくるものなんですね。私も同じように経てきているんだなって、自分で自分を見つめ直すことができた」と語った。

　参加者は悲哀のプロセスについて知ることにより、自分が歩んできた道をふり返ったり、自分のいまの状態は決して弱いわけでも異常なわけでもなく、悲しみから回復していくために必要な道を歩んでいるのだと知ることができる。

## 【6】死別に関する絵本を読む

　『わすれられないおくりもの』は、動物たちから慕われていた長老のアナグマが亡くなり、悲しみに沈む動物たちがアナグマの思い出を語り合いながら、アナグマが遺してくれたものに気づき、悲しみを乗り越えていくという物語だ。

その日、葉子さんは涙を流しながら、その朗読に聴き入っていた。「夫は自分に詩を遺してくれていました。夫を思い出すから見るのも嫌だった。でもいま、それが自分の宝物だということに気づきました」と語った。絵本では、冬の間、悲しみで家に閉じこもっていた動物たちが、春が来て外に出られるようになると、互いに行き来してアナグマの思い出を語り合う。葉子さんは「いまはこうでも、いつか抜け出せるんですね。いつか、春が来るんですね」と語った。

絵本の朗読中は、ほとんどの参加者が涙を流しながら聴き入っている。自分自身の体験と重ね合わせているのだ。

### 【7】死別の時期が違う人たちと語り合う

りみさんは夫を亡くした30代の女性。激しく泣くりみさんの背中をほかのメンバーがさすったり、「いまがいちばんつらいとき。私もそうだったわ」「泣いて涙を流すことが仏に対する供養。ここは泣いていいところだよ」と優しく語りかけたりした。りみさんは「長い人生を歩んできた人の言葉の重さを感じました」と感謝を表した。

その後、新しいメンバーにりみさんが、「私はここで泣くことができてよかったです」と伝えた。りみさんは夫と十分に話ができなかったと悔やんでいたが、夫が何も言葉を遺してくれなかったと悲しんでいるメンバーに、「遺すことがつらかったのかもしれませんよ」と言えるようになっていった。

同じような悲嘆状況にある人たちと互いの思いを共有できるだけではなく、「先輩が道をつけてくれる」という言葉のように、私たちのグループではさまざまな死別の時期の人が参加していることによる効果も大きい。先を歩む人たちに支えられた人が、時を経て支える立場に成長していく。

### 【8】感情表出が苦手な男性がグループを生きる

ある研究では、死別グループに参加した人たちに参加理由を尋ねると、「感情と情緒を共有すること」が女性の場合は1位だったのに対して、男性の場合はそれは10位にランクづけられ、男性の1位は「ほかの人が同じような問題をどのように解決しているかを学ぶこと」であったという

（Hopmeyer et al、1994）。確かに私たちの経験でも、男性は女性と比べて問題志向型であり、情緒を共有することは少し苦手のようだ。男性メンバーにはほかのメンバーと気持ちを共有することの大切さがなかなか伝わらず、いまの苦しみから抜け出すための解決策をストレートに求められることも多い。その答えは、とにかくグループに参加し続けること、自分の思いを語ることに尽きるのだが……。

ある男性は、悲しまないで頑張らなければいけないという思いが強く、事柄の報告が多かった。ファシリテーターが気持ちに焦点を当てても気持ちを語ることがほとんどなかった。4回参加した後、参加を終了したいという葉書が届いて中断した。

このように感情を表現することへの抵抗が強い人にとっては、グループは居心地よい場ではなく、逆に脅かされかねない場にもなり、中断することがある。一方、哲さんのように素直に気持ちを語ったり涙を流したりする人は、当初どれだけうつ状態が強くても、順調に回復していく。

このような感情表出が苦手な男性の特性に加え、他者からのサポートを求めがちな女性に比べて、男性は自分自身の内的資源に頼る傾向があり、サポートグループへの参加意志は女性のほうが強いと言われている（坂口、2000）。私たちのグループでも、男性の参加は女性に比べると少なかった。しかし、1999年から始めてきて、2005年を境に、男性の参加が多くなるという事態が続くようになった。現在はまた逆転しつつあるが。

● 残酷なことを言うんじゃないよ……

光男さんは妻を亡くした70代の男性。妻を亡くして3ヶ月後から参加。「妻が死ぬとは思わなかった。しょぼくれ爺さんになっちゃった」と、事あるごとに話した。妻に何もしてやれなかった後悔の気持ちを、何度も繰り返し語った。

妻の思い出の品を持ってきて語った後、〈もし、いま、ここに奥様がいたらなんて声をかけますか？〉と問いかけると、一瞬絶句して「残酷なことを言うもんじゃないよ……」と吐いた。〈奥様は逆になんて言うと思いますか？〉と問いかけると、「一緒に帰ろう、帰ろうって。それだけですよ、それだけ……（涙）。意気地がないもんでね……。泣かないようにし

ないと」と振り絞るように語った。

　このように感情への直面化には耐えられず、後々までこの場面に反発を感じていた。それにもかかわらず、グループへの参加を楽しみにしていた。新しい参加者には「私もここで泣いてばかりです。助けてもらっています」と言い、継続して参加することを勧めた。

　ファシリテーターが無理に感情に焦点づけないようにすると、ほかの参加者の話をきっかけに、自らぽろりと気持ちを表出するようになった。「手足がもぎ取られたなんてもんじゃない。身体中のものをもぎ取られたような」。

　あるとき、かつて思い出の品を持ってきたときの場面を、「あの頃はあんたがたが何を言っても涙が出てきた。ひどいこと言うなって思いましたよ」と語った。〈それでも来てくれたのは？〉と問いかけると、「違うものをもっている人たちだと思ったの」と答えた。

　このように、感情を語ることに抵抗を持っている人に対しても、かかわりを工夫して、その人のペースで参加できるようにすると、少しずつ感情を表現できるようになる場合がある。

● 妻に見せるために花を育ててきたのに……

　正さんは妻を亡くした70代の男性。死別後2ヶ月から参加。妻が病気になって仕事を辞めた人だった。

　強がって弱音を吐けない感じだった。そんな正さんが前回のグループで、初めて気持ちを語ったことにスタッフが言及すると、「真剣になんて話していないよ」と否定した。「妻の服は全部捨てちゃったよ。私は家内の思い出になるものはいらない。あるととらわれるからね」と語った。

　「男は世の中に貢献できる仕事を続けなければならない」と、男性としてのこだわりが強かった。「子どもがいる人、忙しい人が一番幸せ。私が一番不幸」と、自分の寂しさをほかのメンバーと比較するところもあった。

　そんな正さんが、「これから何を目的に生きていけばいいのか。妻に見せるために花を育ててきたのに」と、次第に素直に自分の気持ちを表現するようになった。「私がなぜ生きているのか、それが大事」「自分は自分で

妻の分も楽しんで生きようと発想の転換ができるようになった」。

5回目に、グループに対する感謝の手紙を自ら書いてきて、卒業していった。手紙には、「精神的に不安定な時期にグループに助けてもらって、悲しみは半減したので、あとは自分1人でやっていきます」と記されていた。

私たちとしてはまだ気がかりであり、グループの参加を継続してほしい気持ちがあった。でも、いつまでも居心地のよさに甘えることは、正さんの生き方に反するのだろうと感じた。

● バカヤロー、先に逝きやがって！

大介さんは妻を亡くした60代の男性。死別後2ヶ月から参加。

「引きこもっちゃ駄目。頑張って料理に洗濯に掃除に挑戦していますよ。失敗だらけだけど。毎日ノルマを自分にかけています」。男が悲しむことは「女々しい」という観念が強く、強がってしまうところがあった。黙って気持ちを共有することが苦手で、ほかの参加者にはつい励ましたりしてしまうことも多かったが、誠実に接する姿や、持ち前の明るさでみんなに好かれていた。

そんな彼が「寂しさっていうのか空虚というのか……。夫婦ってなんなのか。俺は一体何をしてきたのか。もっと早く気づいてやるべきでした。妻を守ることができなかった。急激に得体の知れない寂しさに襲われて、妻の名を呼んだこともありました」と、悲しみや自責の念を語るようになった。夫婦の絆の深さゆえ、悲しみも深いことが伝わってきた。

あるとき、「この会のことは、最初は否定していました。参考程度という感じ。でも回を重ねるごとに、ああ、これがカウンセリングなんだって。心の内の2割でも話すと楽になる」と語った。

しかし、新しく会社を立ち上げたり、その仕事のトラブルや体調不良で欠席が多くなったり、精神的にも落ち込んでつらい日々が続くようになった。

3ヶ月ぶりに参加したときは三回忌を終えた頃だった。「1年目より2年目のほうがつらかった。夜、家中の電気をつけずにおれなくなるんです。なんで俺は1人でいなきゃいけねえのか。バカヤロー、先に逝きや

がって！ 友達に女々しいと言われても、そういう人間もいるんだってこ とも覚えておけよって言ったんですよ。こうだって納得できるのに、僕の 場合はあと2、3年かかるのかなと。カウンセリングの場で自分をみつめ ていくことで、自分の気持ちを整理できたのかな。もうしばらくここでお 世話になります」。大介さんは、悲しみから逃げずに味わうことを再び始 めたのだ。

◎

　配偶者を亡くした男性メンバーは、定年後の1人暮らしが多い。仕事 を失って社会的にも孤立してしまい、人生の目的を失うことで、いっそう 寂しさが募ると考えられる。男性は妻を失うことで、その悲しみだけでは なく、家事ができないという日々の生活の苦労が伴う。グループでは互い に家事の苦労を語ったり、工夫についてアドバイスを受けたりすることに も大きな意味がある。

　男性は特に同性の前では弱音を見せたくないという思いで、日常生活の 中では強がってしまうことが多く、話す場が少ない。私たちのグループで は、ファシリテーターが女性であることで安心して気持ちを表現できてい るように思える。

　ここで、素直に感情を表出できるようになるまで2年以上を要した半 蔵さんの物語を記してみたい。

## ● 閉じこもりを防ぐために来ていた

　半蔵さんは妻を亡くした70代の男性で、死別後3ヶ月から参加。

| 感情表出に抵抗し、ほかのメンバーの話を共感的に聴けなかった時期： 死別後3ヶ月〜1年8ヶ月 |
|---|

"情報を得たい"

　「遺品の整理をどうしたらよいですか？」「ここは参考になる話題が多い ね」など、気持ちを共有するというより、情報を得ることを望んでいた。 また、楽しい会になることを求めていた。家事を一切してこなかった半蔵 さんは、毎日の家事に苦労していた。

"苦労をかけたことに気づかなかった"
　妻の思い出の品を持ってきて語った後、〈奥様に声をかけるとしたら、いま、なんと言いたいですか?〉と問いかけると、「長男の嫁として苦労をかけたことに気づいてやれなかったのが心残り。子どもから言われて、苦労していたことを初めて知ったんです」と答えた。

"つらくて触れたくない"
　涙は思わず出るが、沈黙に耐えられず、話題を変えて溢れてきた感情を抑えていた。気持ちを尋ねても、違う答えが返ってきた。「家内のことはまだつらくて触れたくない、忘れたい」「写真は見たくない」という言葉からは、まだつらくて話せないことが伝わってきた。半蔵さんは「閉じこもりを防ぐ」ために、グループに来ていた。
　私たちは、共感したことは伝えるが、ファシリテーターからはあまり気持ちに焦点づけずに待つという方針を立てた。
　半蔵さんがつらくなって話題を変えるだけではなく、沈黙になるとほかのメンバーが話してしまうこともあった。この頃、ほかのメンバーは全員半蔵さんより先輩で、悲嘆から回復しつつある人たちだった。

"感情を素直に語る寅彦さんを前に……"
　寅彦さん(妻を亡くした男性、70代)が初参加。寅彦さんは感情を素直に語る人で、寅彦さんが語る間、半蔵さんは泣きそうだった。

"絵本『わすれられないおくりもの』を聴いて……"
　ファシリテーターが絵本を朗読しているときはつらそうな表情だったのに、感想を尋ねると、「聞き取れなかった」と、怒ったように答えた。悲しみをそんな形で表しているように見えた。

"グループの目的がわからない"
　共感的な貴子さん(夫を亡くした女性、70代)が卒業。半蔵さんは、「フリーな立場でお世話してくれる人として来てほしい」と言う。卒業の意味を説明してもわからない様子。〈どんな思いで参加しているのです

か？〉と直面化を促すと、「家でごろごろしているよりいいんじゃないか」と答えた。半蔵さんは、家事や外出を楽しむことができるようになっていた。

"親を亡くした悲しみはたいしたことない"
　母親を亡くした葵さん（女性、30代）が参加。泣きながら悲しみを語った。ところが半蔵さんは、「配偶者を亡くすほうがずっとつらい。親を亡くすのはたいしたことない」と言った。私は〈つらさは比べられるものではない。聴いていて悲しくなりました〉と伝えた。葵さんが遺された父親について、「父がすごく落ち込んでいて、生きているときにどうしてもっと大事にしなかったんだろうって言っているんです」と語った。すると半蔵さんは、「広瀬さん、子どもが、私が妻に苦労ばかりかけてきたと責めるのと、葵さんが言ったことは同じようなことなのかな」と、素直に言った。私は、葵さんの言葉を半蔵さんが素直に聴いてくれたことが嬉しかった。

| 閉じこもらないためにグループに参加すると主張していた時期：死別後1年9ヶ月〜2年2ヶ月 |
| --- |

"手紙を書くことへの抵抗から手紙を書くまで"
　「できるだけ忘れようとしているんだけど。閉じこもってしまう」と言いながら涙が溢れてくるのに、すぐにほかの話でごまかしたり、「つらいことを思い出す必要はない。それが日本の風習」と言い切ったりしていた。〈自分の気持ちも閉じこめてしまっているように見えます。先ほどの涙をもっと大切にしてほしい〉と伝えた。
　半蔵さんは、なかなか妻宛の手紙を書いて来ることができなかった。サポートグループと手紙を書くことの目的を再度説明し、ようやく手紙を書いてきてくれた。タイトルは『天国のお母さんへ』。タイトルを読むときから涙が溢れていた。2人で営んできた生活ができなくなった寂しさが伝わってきた。「素直にありがとうって言えないんだよね」。その後、半蔵さんはその手紙をいつも持ち歩いていた。

"参加者が少ないのが不満"

　光男さん（妻を亡くした男性、70代）が病気で来れなくなって、メンバーは男性3名になってしまった。「もっと大勢参加できるような方法を検討するとよい」と、ファシリテーターへの不満を何度も述べた。

"閉じこもりを避けるために来ている"

　この日は寅彦さんと2人だった。「忘れようとしているのに、日記を見ると……。思い出してもしようがない」。寅彦さんが、「忘れられる人もいるだろうし、俺らみたいにうじうじ言ってる者もいるし、いろいろだよ」と返してくれた。にもかかわらず、「光男さんや貴子さんがいるときは話を聞くのが楽しかった」と、寅彦さんの前で言うのだった。

　〈楽しさを求めてこのグループに来ているのでしょうか〉と問いかけると、「閉じこもりを避けるためにいろいろな場に出ていて、このグループもその1つ」と、怒ったように答えた。〈先ほどの寅彦さんの言葉にじんときました。人それぞれ。忘れられない人はうじうじ語ればいい。それがこの場だと思うんです〉と伝えた。どこまで伝わっているのか、半蔵さんにどうかかわっていけばいいのかわからなくて、つらかった。

"新しいメンバーに刺激されて"

　美咲さん（夫を亡くした女性、60代）が初参加。半蔵さんは美咲さんに、「グループで気持ちの整理ができて立ち直ってきました。あなたも立ち直れるといいと思いますよ」と、自己紹介。

　美咲さんの素直な語りに刺激されたのか、思い出を語り出した。美咲さんが「いつまで経っても悲しみは消えないですよね。何年もそばにいた人がある日突然いなくなるんですから」と言うと、「男の人は我慢するからつらいですね、と言われたことがあるんです」と声を詰まらせた。美咲さんが「泣けるのは故人に対してもよいことじゃないですか」と伝えた。

"ファシリテーターに対する怒りの表出"

　理恵さん（夫を亡くした女性、40代）が初参加。「この会の趣旨は遺族のサポートでしょう。理恵さんが困っているんだから＊＊を紹介してあげ

るのが筋でしょう」と、ファシリテーターに抗議してきた。〈ここの主旨は半蔵さんが考えている主旨とは違うんです〉と伝えた。
　〈いまのグループでは不十分だといつも思っているんですね〉と直面化すると、「期待とは違っているね。参加者も少ないし。建前で話しているだけ」と答えた。〈満足していないのに来るのは？〉と問いかけると、「閉じこもりになるのを防いでいる！　お陰様で慰められていますよ！」と怒りを表出した。〈ここでの出会いを大事にするしかない。誰も建前で話している人はいないと思うんです。自分の気持ちをどこまで話せるかは人それぞれですが、それをしっかり聴くことが大事だと思っています〉という言葉にも、半蔵さんは怒りで震えていた。私たちの中にも怒りや悲しみ、無力感が渦巻いていた。

> 感情表出をより素直に行い、ほかのメンバーにも共感的な言葉をかけられるようになってきた時期：死別後2年3ヶ月〜2年8ヶ月

"怒られて反省"
　「広瀬さんに主旨が違うと怒られたので、この会の案内文を見直したんです。確かに怒られてもしようがないことがわかった。今年は真面目に怒られないように」と、ニコニコ語った。嬉しかった。
　妻の入院中の話をして涙を流した。ファシリテーターがティッシュを渡すと、素直に「ありがとう」と受け取った。〈思い出すだけでもつらくなるんですね〉と察すると、沈黙の後に逃げずに、悲しみを語り続けた。その後も涙が出ても、沈黙になっても、逃げずに語れることが多くなった。
　この頃のメンバーは、半蔵さんよりあとから参加した人たちがほとんどで、半蔵さんの気持ちに近く、沈黙も共有できていた。

"初参加者への共感的態度"
　凛子さん（夫を亡くした女性、70代）が初参加。年下の夫を亡くし、子どものいない凛子さんに、「それは寂しいね」「自分だったら耐えられないなあ」など、優しい言葉をかけることが多くなった。これまで人の話を共感的に聴くことが難しかった半蔵さんの大きな変化に、感動した。

感想文には「目には見えぬが、グループに出席して失意の感情が大きく回復している」と記されていた。それまでは感想文で、［次回話したいこと］の欄に、「話すことを用意してくる」など、目標を掲げていたのが、「適当にみんなの中に入っていきたい！」「話の流れの中で自然に出てくるので意識しない」などと記すようになり、いま、ここでの交流を大切にできるようになっていた。

"誰にも言えないことがあった……"
　巧己さん（妻を亡くした男性、60代）が妻の最期の場面を初めて語った。それが刺激になり、「まだ巧己さんのように話せる状態じゃない（泣き顔）……忘れようとしている（涙）。誰にも言えない」と、声を振り絞るように言った。私は半蔵さんに誠実に答えたくて、〈それを話そうと思うときがきたら、しっかり聴きたいと思います。誰にも話せない思いを抱えているということを話すだけでも、大変な勇気が必要だったと思うので、言ってくれたことに感謝しています。私なりにその気持ちをしっかり受け止めて今日は帰りたい〉と伝えた。
　すると、「……抱えてるって（涙）。……実は、あるとき、口がきけなかったのに、『お父さん、ありがとう』ってはっきり言った……そのときは綺麗な顔で、まるで観音様みたいで……人に言っても信じてもらえないから……亡くなる2、3日前……」と、泣きながら語り続けた。

―――――――――――――――

・悲嘆からの回復過程
　感情表出に抵抗を示した半蔵さんは、悲嘆から回復するまでに長い時間を要している。自分の感情を素直に認められるようになってくると、ほかの参加者にも共感的にかかわることができるようになっており、それが回復に向かう指標になるといえる。
　社会的には、家で新しい役割を身につけ、社会活動の範囲が広がり、着実に回復に向かっていると考えられる。

・悲嘆からの回復に時間を要したことに影響した個人的特質

　病気になってからの妻の顔を思い出すことは、半蔵さんにとってかなりの苦痛を伴うことだった。悲しみが癒されるまでには相当の時間が必要であっただろう。また、「家に閉じこもらない」ために参加し、「つらいことを思い出す必要はない」という考えに固執し、「グループで楽しく過ごして、悲しみを忘れたい」という目的で参加していたために、グループ本来の目的を何度説明しても、その目的を受け入れることは容易ではなかった。

・悲嘆からの回復に影響したグループダイナミクス

　すでに落ち着きを取り戻しつつある先輩メンバーの存在は励みになる面と、明るく見える人の前でつらい感情を表しにくい面との両方を併せ持っていた。先輩メンバーも悲しんでいる人をみるとつい声をかけて助けてあげたくなり、それが結果として沈黙を待てないという状況にもなった。一方、同じような悲嘆の時期にあるメンバー同士では、いま、まさに気持ちを共有できることで沈黙も共有でき、お互いの語りが刺激となり、感情を表出しやすくなっていた。

・支援方法

　無理に感情に焦点づけようとしないで、半蔵さんのペースで参加できるようにした。そうはいっても、時を見計らい、直面化を行った。半蔵さんは、ファシリテーターが直面化した直後は怒りを表出したが、ファシリテーターの言葉は半蔵さんの中に残っており、あとで素直に受け入れる力を持っている人であった。半蔵さんはメンバーから助けられた面が大きい。メンバー自身のレジリエンスとお互いが助け合える力を信頼することが大切であることを改めて実感した。

## 2.　語ることによる悲嘆からの回復過程

　たとえば、思い出の品を持ってきて語ることは［故人との関係や歴史をふり返って語るきっかけとなる］。過去の故人との関係の歴史を語る中で、

| 歴史の連続性の実感 | 過去の故人との関係の歴史がいまの自分の歴史として、いまの自分を支えるものとして残っている、あるいは息づいている。 |

↓

| 繋がりの連続性の回復 | 故人との繋がりの質は変わったが、いまも自分の中にいる、あるいは見守ってくれているという繋がりに変化して息づいている。 |

↓

| 時間の連続性の回復 | 亡くなった時は過去に向かっていた思いが、見守ってくれていると思えるようになることで、いまを生きられるようになり、これからの自分の生き方や未来に向かえるようになる。 |

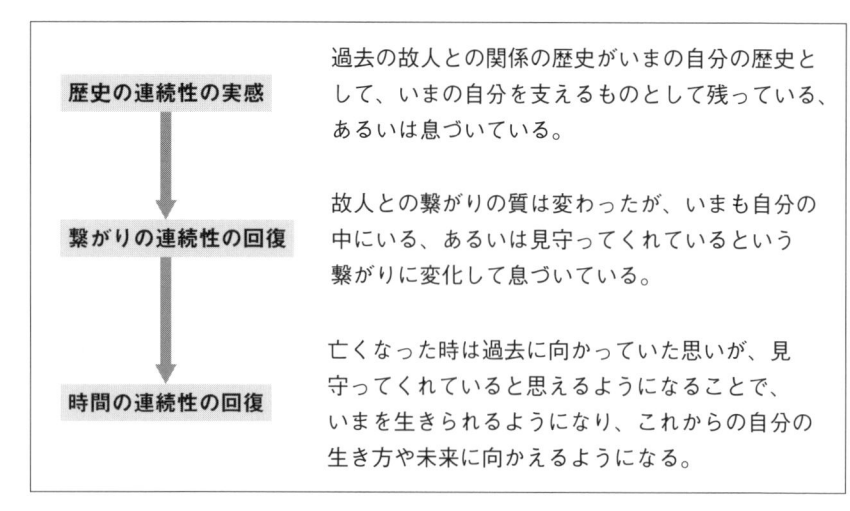

**図3　悲嘆の回復過程における【歴史の連続性の実感】と【繋がりの連続性の回復】および【時間の連続性の回復】との関係**

［故人の愛情を思い出し、気持ちが楽になったり、感謝の気持ちが沸く］経験や、［故人への役割を果たしたという達成感をもつ］経験、［思い出の品のもつ象徴的意味に気づくことで前向きに生きていく力を得る］経験をし、過去の故人との関係の歴史がいまの自分の歴史として、いまの自分を支えるものとして残っている、あるいは息づいていることを実感するようになる。これは、【歴史の連続性の実感】が生じることを意味する。

　【歴史の連続性の実感】ができたことで、［自分にとっての故人の新しい位置が定まったり、見守られていることを改めて実感する］ことが生じる。つまり、故人との繋がりの質は変わったが、いまも自分の中にいる、あるいは見守ってくれているという繋がりに変化して息づいていることを実感するようになる。このように【繋がりの連続性の回復】がなされる。

　亡くなったときは過去に向かっていた思いが、故人が見守ってくれていると思えるようになったことで、いまを生きられるようになり、これからの自分の生き方や未来に向かえるようになると思われる。これが【時間の連続性の回復】といえる。

　これらの関係を図3に示す。

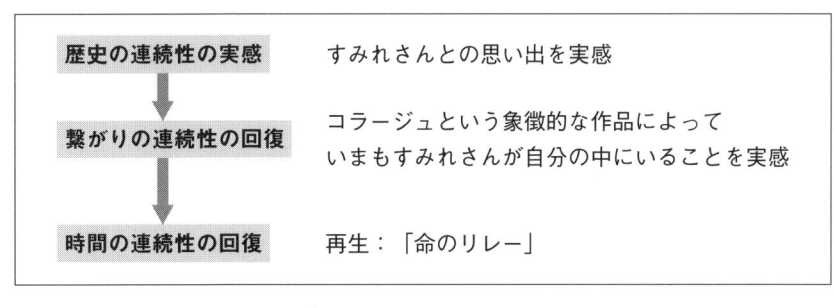

```
┌─────────────────────────────────────────────────────────────┐
│  歴史の連続性の実感     すみれさんとの思い出を実感          │
│        ↓                                                    │
│  繋がりの連続性の回復   コラージュという象徴的な作品によって│
│        ↓               いまもすみれさんが自分の中にいることを実感│
│  時間の連続性の回復     再生:「命のリレー」                │
└─────────────────────────────────────────────────────────────┘
```

**図4　すみれさんのコラージュによる哲さんの再生**

　哲さんが亡き妻のすみれさんのコラージュをみて再生していったプロセスも図4のように説明することができる。
　【歴史の連続性の実感】で、故人との歴史を「よかった」と思え、その歴史がいまの自分を支えるものとして息づいていることに「ありがとう」と"感謝"できる場合、【繋がりの連続性の回復】【時間の連続性の回復】へと進んでいくと考えられる。しかし、「あの頃はよかったのに」と"未練"が残り、故人との歴史に浸り、過去の関係が続く場合は、過去の故人との関係の質が変わらないために【繋がりの連続性の回復】はできず、思いは過去に向かったままなので【時間の連続性の回復】も起こらないであろう。
　サポートグループに参加する時点では、ほとんどの参加者がまだ"未練"の状態にあるが、サポートグループに参加する中で、"未練"が"感謝"へと変化するようになる。参加者の中には、参加当時からそれほど未練もなく、淡々としている人もいた。その人たちは夫に逆らわず妻として尽くすことを役目としてきた人たちが多い。彼女たちは故人との歴史をふり返り、「役目は終わったのだ」ということを再確認し、【繋がりの連続性の回復】へと進む。故人に十分尽くしたという達成感をもち、その役割から"解放"され、そのご褒美としてこれから自由に楽しんで生きようと思え、【時間の連続性の回復】が生じるのではないかと考えられる。
　しかし、【歴史の連続性の実感】が故人への"恨み"としてしか感じられない人もいる。この場合は過去の悪い関係にこだわり続けるので、【繋がりの連続性の回復】は起こらず、思いは過去に向かったままなので、【時間の連続性の回復】も起こらない。このように、故人との歴史がいま

の自分を支えるものにはならず、"恨み"や"怒り"しかないときは、どうすれば、いま、そして未来に向かえるようになるのだろうか。私たちはそういう人（夫を亡くした女性）に、少しでもポジティブな思いが実感できるように支えようとしたり、思い切って故人との関係を断ち切ってみるために手紙を書くことを勧めてみたり、個人カウンセリングを勧めたりしたが、受け入れられなかった。その人は結局、グループを中断してしまった。何年か後、その人は個人カウンセリングを希望してきた。それは子どもの死がきっかけだった。そのときには役に立てなくても、いつでも力になることを伝えておくことの大切さを改めて感じた。

◎

　遺族のためのサポートグループに参加し始めた頃は、誰もがやっとの思いで家から出てきたのだとわかる。ましてやかつて家族が入院していた頃の道を再び通り、その病院を見ながら会場に来ることのつらさは想像を絶する。それでも、このグループに何かを感じている人たちは参加し続ける。そして、参加者自身が自分で適応の道を見つけていく。回復とともに、病院を眺める参加者たちの気持ちにも変化が生じてくる。

　サポートグループの中で参加者は、安心してさまざまな感情を解放していくことで、自分にとっての故人の新しい位置に気づき、悲しみや悔いを持ちながらも生きていく力を取り戻していく。悲しみや悔いは消えるものではない。それを抱えながら生きていくことを支えるのだ。

　サポートグループは、繋がりを絶たれてしまった人たちが再び繋がりを回復できる場である。グループのメンバーとの繋がりを実感できることで、再び他者と、そして社会との繋がりが回復していくのだろう。

　その時間をともに歩ませてもらえることに畏敬の念を感じる。あんなにぼろぼろだった人が、最愛の人を永遠に失ったにもかかわらず成長していく姿に、私たちも人間の力の凄さを感じ、勇気づけられる。ケアを提供する側も、人間を信頼することの尊さを学ばせてもらっているのだと思う。

## 3. 若くして夫を亡くした女性の悲嘆からの回復過程

　私はかつて、夫の生前からのカウンセリングを経て、サポートグループに参加した若い女性の回復までのプロセスをまとめた（広瀬、2008）。最後に、この論文の一部を紹介することで、この章を締めくくりたい。これまで述べてきたことが1つの事例を通して理解してもらえると思う（事例の"#"は、面接回数およびグループ参加回数を示す）。

### 【1】カウンセリングおよびグループプロセスの記述
　りみさんは30代前半の女性で、小学生の子どもが2人いて、夫と自営業を営んでいた。夫が進行がんで当病院に転院してきた。私は担当医よりカウンセリングを依頼され、同時にりみさんのカウンセリングも行った。

### ❶ 死別までのカウンセリングプロセス
・#1：遺族のための会に出れば元気になれますか？
　夫はがんであることは知っていたが、いまの病状について説明を受けたくないと言っていた。「夫が最後のところは言わないでと言ったから、その気持ちを尊重したい。もし、隠していることがあるのか？　って聞いてきたら、あるよって答えようと思います。だって、いままでそんなこと聞いたことがない人が聞いてきたら、知りたいということでしょう。夫に残してほしい言葉がたくさんあるのに、いまの状態では聞けない。前の病院の先生は、せめて私には本当の病状を言ってほしかった。そうすれば私もかかわり方をもっと考えられたのに」。
　「仕事を辞めると私が言ったほうが夫は安心するんでしょうか」〈りみさん自身はどうしたいと思っているのでしょう？〉「休みたい。自由になりたい。でもそうしたらますます悲しみに浸ってよくないかと思ったり。でも、違った生き方をしたい」〈頑張って決めなくても、自然とこっちと思えるときが来ると思います〉。
　「遺族のための会もあるそうですが」〈いまから気になりますか？〉「立ち直れないんじゃないかと思って。それに出たら明るく元気になれます

か？　逆に落ち込んじゃうと困る」〈悲しいのが当然。悲しむ時期に十分に悲しむことが大切〉。

・#2：運命ってなんですか！
「前の病院で、運命だと言われたんです。運命ってなんですか！」。
「好きなことをして生きないと駄目ですね。美味しい物を最後に残しておくほうなんです」。

・#5：怒り
「夫は、先生の説明も都合のよいところだけを取って。夫だって言いたいことがあると思うんです。私だって一杯あります。でも、本人は最悪のことは言わないでと。最悪のことって死ですよね。もっと動けなくなったら、自分で気づいて何か言ってくれるでしょうか」。
「前の病院は親戚が紹介してくれました。私はその医師にずっと不信感があったんです。いまは怒り。でも、何もできなかったんです」。

・#7：頼ってもいいんですかあ
カウンセリング室に入ってくるなり、「強くなるにはどうしたらいいんですか！」と詰め寄ってきた。〈悲しいときに泣けることも強さだし、人に頼ることができるのも強さ〉「頼ってもいいんですかあ」と号泣。
「夫が亡くなったら家を離れたほうがいいんじゃないかって」〈いま、いろんなことを思うのは自然なこと。でも、いまはまだ決めなくていいときですから〉「夫が亡くなったらノイローゼになるかもしれない」〈そしたら精神科医に診てもらえばいい。私のところに相談に来ればいい。いまでもよく頑張っています。いまのままでいい。いまの状態が弱いと思うなら弱いままでいい〉。

・#9：休業します
「お店閉めますって宣言しました」。その1週間後に夫は逝去。

❷ 夫の死後グループに参加するまで
・死別後2ヶ月：りみさんからの手紙「いますぐ会いたい！」
　りみさんから主治医宛に手紙が届いた。主治医や看護師に対する感謝が綴られた後、「そして広瀬さん、いますぐ会いたい、いろいろ話がしたい」と書かれてあった。
　私は気持ちが揺れたが、最終的に、りみさんに以下のような内容の手紙を書いた。〈いまは一番苦しいときだから頑張る必要はありません。いまは決断するときではないですから、お店をどうするかは置いておいてください。悲しみを我慢しないで。病院に来ることができるようになる日を待っています。必要であれば来れる日が来ると信じています〉。

・カウンセリングを予約：思い出の品を持ってきて
　りみさんがカウンセリングを予約したいと電話してきた。
　夫の思い出の品を持参し、夫が描いてくれた自分の絵を見せながら、「『俺はお前を助けてやれない。こんなことしか残せないんだよ』って。自分でわかっていたんじゃないかって」と語った。「私に言葉も遺してくれました」と、手帳を見せてくれた。そこにはりみさんへの感謝と病気にもう勝てないというつらさが綴られていた。
　「最初からこの病院に来ていれば、夫は生きていたんじゃないかって。寿命と言われても納得できないんです。こんな若さで……。人を恨まないで強く生きていきたい」〈将来、人を恨まないで生きていくためにも、いまは恨んだり、怒ったりすることを我慢する必要はないです。泣くことは悲しみを洗い流すこと。頑張ることも大事。でも一方で、泣ける場も作っておいて〉「遺族のグループには出ます」。

❸ グループプロセス
・#1（死別後3ヶ月）：どうして夫が逝ったの！
　りみさんは、「どうして若い夫が先に逝っちゃったの！」「死別を受け入れるってどういうことなのか教えてほしい！」「運命ってなんですか！」と、ファシリテーターの、特に私の目をじっと見つめて話す。私たちは、逃げないでと言われているように感じた。高齢の男性が「泣いて涙を流す

ことが仏に対する供養。ここは泣いていいところ」と伝えた。
　感想文：長い人生を歩んできた人の言葉の重さを感じた。たくさん泣いてごめんなさい。

・#2：子どもの前では泣かない
　りみさんが「子どもの前では泣きません。弱いお母さんだってばれちゃうから。子どもも泣かないです」と言うと、ほかの高齢の女性が「子どもは親の生き方を見ていますからね」と支持した。〈お母さんのいないところで泣いているかも。それはどうですか？〉「仕事ばかりしていると子どもの心が見えなくなるんです。子どもは我慢しているかも」。
　感想文：年上の人ばかりなので、これからの人生をどう過ごしていったらいいのか、たくさん話を聞きたい。

・#3（死別後4ヶ月）：やりたいことをやってこなかった
　「店を辞めようか……夫のようにやりたいこともできずに死ぬのは嫌なんです」。

・#4：夫はお化け屋敷にいる
　「子どもと遊園地に行ったんです。いつもは車で4人で行っていたのに、今日は電車で子どもと私だけなんだって。最初にお化け屋敷に入りました。夫はこんなところにいるんだって悲しくなりました。遊園地に行く前に夫の夢を見たんです。つらさに耐えている表情で何も言わなくて。それがまた悲しくて」。
　「近所の人が、若いんだからもう一度結婚すればいいわよって。そんなことを言われたくない」と、傷ついた様子だった。

・#6（死別後6ヶ月）：2人で闘いたかった
　〈いま、ここにご主人がいたら伝えたいことや言ってほしいことは？〉「自分の身体のことなのに、どうしてもっと突っ込んで聞いてくれなかったんだろう。私が壁にならずに、1人でできないから一緒に聞いてって助けを求めれば、後悔がもう少し少なかったかも。2人で一緒に闘いたかっ

た」。夫へ言いたかったことが初めて素直に語られた場面だった。

・#7（死別後8ヶ月）：夫の思い出の品を持ってきて——夫は空にいる
　りみさんは、夫の思い出の品を持ってきて語った。結婚式の写真などに混じって姑の写真があった。〈お姑さんの存在は？〉「大きかったです。言葉にしていいかどうか……。意地悪されると、早く逝ってくれないかと思ったりしました。亡くなった後は楽しようと思っていたから、罰が当たったんじゃないかって」〈それだけつらかったのでしょう〉。〈お姑さんのことを言ってみてどうですか？〉「言って楽になることもあるんですね。自分の中だけに秘めていると、なんて醜い人間なんだろうって」。
　〈思い出の品を持ってきて、ご主人にいま、なんと言ってあげたいですか？〉「見守っていて。子どもたちは大丈夫だからと」〈ご主人はいま、どこにいる感じですか？〉「常に空にいてもっと大きな存在。常に見てくれている感じかな」〈お化け屋敷に行ったときの気持ちは？〉「いまはないですかねえ。あのときはすごく悲しくて」〈ご主人がお化け屋敷から空に上がってよかった〉。この頃、目の感じが柔らかくなってきていた。

・#8（死別後9ヶ月）：いまの私にはまだ無理
　新しいメンバーにりみさんは、「私は、ここで泣くことができてよかったです」と伝えた。〈強くなった感じ〉と伝えると、「夫が元気で楽しい夢を見たんです」と答えた。
　一方、亡くなったのは寿命だと言うほかのメンバーには、「寿命とか運命とは思えない」と、きっぱりと返した。
　高齢の男性から「あなたは若いし、子どもがいるからいいですよ」と言われる。
　感想文：いかに後ろ向きに過ごしているかわかる。これではいけないぞと。でも、いまの私にはまだ無理なんです。

・#9（死別後10ヶ月）：遺すことがつらかったのかも
　あるメンバーの「夫は何も書いても言ってもいかなかったんです」という言葉に、「遺すことがつらかったのかもしれませんよ」と伝えた。夫が

何も言ってくれなかったと嘆いていたりみさんが、夫の立場で語れるようになっていることに感動した。

前回の男性から再び、「忙しい人が一番幸せ」と言われた。〈いまの言葉を聴いてどうですか？〉「忙しくて救われている部分と、自分の正直な気持ちでいたらどん底まで行くんだろうな、そこまで行って這い上がるのも経験してみようかなって」。

感想文：皆さんの話を聴くことで、自分の考えを整理できるような気がする。

・#10：同窓会で先輩とともに
　グループを卒業した人たちも交えての、年に1回のグループが開催された。

りみさんは、「自分のことは自分で決めないといけないと。そこまでこれたのかな。いままで嫁として妻として控えめにしてきたなって。1人になってしっかりしないといけないと思いながら、年上の人たちの話を聴いていました」と語った。かつてともにグループで過ごし、いまは卒業した人から「元気になったわ」と言われる。

感想文：たくさんの方の話を聴くことができて、とてもよかった。皆、それぞれ違っていてよいのだと思った。

・#11（死別後11ヶ月）：お店を閉めます！
「本当は夫と一緒に闘えればベストだったかもしれないですが、その時々一生懸命やってきたからよしとしないと。家業を1年やってみて自信になりました。冷静に考えて店を閉めると決めたんです。広瀬さんに言われたことがずっと残っていました。いまは決める時期じゃないって。揺れそうになったとき、いつもその言葉を思い出していたんです」。

感想文：忙しい日々の中でも、グループは一休みして自分を見つめる時間になっている。

・#12（死別後1年）：人の命はわからないものなのかな
　ほかのメンバーが「夫が健康診断さえ受けてくれていれば」と言ったの

に対して、りみさんは「でも健康診断を受けていれば助かったとかそういうものでもないし、不思議ですよね。そればっかりはわからないことなのかなって」と返した。運命という言葉をあれだけ嫌っていたりみさんの変化を感じた。

・#13：生きていたかったでしょう！
　りみさんは一周忌を終えた。「夫に代わるものは何もないんですよねえ。1人ぼっちになっちゃった感じ」〈いま、ご主人にかけてあげたい言葉は？〉「うーん、だめですー。生きていたかったでしょう。それですねえ。生きていたかったでしょう！」と号泣した。りみさんは、最初は気の利いた言葉で取り繕おうとしたのだった。でも、無理だった。心の叫びが波のように押し寄せ、溢れてきた。

・#14〜16（死別後1年3ヶ月）：再び店のことで揺れる——自分で決めます
　店を辞めると一度は決心したりみさんだったが、再びさまざまな思いの中で葛藤していた。「夫が店は閉められるよなって。だったら、生きているうちにけりをつけておいてくれればって」と、夫への怒りを表した。〈決断するということは一方を諦めること。それは悲しいこと。仕事のことは、最終的にはりみさんが決めることですから。決めたら話してもらったらいいのかな〉「決着を付けたいと思います。グループは大切な場所だけど、大分落ち着いてきたので卒業できそうかなって」。
　〈手紙を書くまでは卒業できないと感想文には書いてありましたが〉「書いてしまったら夫と切れてしまう気がして」〈手紙を書くことは大事なことだと思いますか？〉「ここに来ていた完結、けじめ。書いて読んだら卒業なのかなと思うし……」と、卒業への抵抗を表現した。

・#17（死別後1年6ヶ月）：夫への手紙『いつも一緒だね』
　「卒業しようと思います。仕事の切りをつけて、これから楽しもうと思って。機械が続く限りはやりますが、夫も機械が駄目になったら仕方ないと思ってくれるかなって。機械にも人間にも寿命があるから。死んじゃ

うということが受け入れられなかったんです。ずっとここに通って、わけのわからない話や思いを聴いてもらって」。

　ようやく書くことができた手紙のタイトルは、『いつも一緒だね』というものだった。「いま、何処にいますか？〈略〉そちらの世界から私たち3人を何かものすごい力で守ってくれているような気がします。あなたに会えて本当によかった。1つひとつ積み上げてきた年月があるから、これからもしっかり歩んでいける気がします〈略〉そちらの世界でまた会えますように！」。

　〈手紙を聴いて、ご主人はなんて言ってくれるかしら？〉「『止めてくれよ』って言ってそうだけど、魂はわかっていると思います。『いいよ、好きにやんな』って。いままでは夫が支えでしたが、これからは好きなものをみつけてやっていきたい」〈書くことで、ご主人との絆が切れてしまうんじゃないかと言っていた気持ちは？〉「けじめで書くことで、前に進めるかなって。ずっと続いていきますよね、切れちゃうんじゃなくて」。

・#18（死別後1年7ヶ月）卒業：正直に子どもの前で出していいかな
　「手紙は子どもの前で書きました。何も隠さず正直に、子どもの前で出してもいいのかなって。そしたら子どもも出せるし、楽になるのかなって。今日、絵本を持ってきたんです。お母さん、これ読んだら泣いちゃう？って聞かれて、泣かないよ、よっちゃんは泣いちゃうの？って聞いたら、うんって。闘病中は子どものことに気を配れなかったんですよね」。りみさんが持ってきた絵本は、卒業する人に毎回朗読してもらう『いつでも会える』だった。「いままではそこに触れられるとガタガタッて崩れちゃうのもあって。少し落ち着いてきたからそういうことができるのかなって」。

　私はりみさんの成長に胸が熱くなった。人それぞれの時期があり、その人の時期が来れば自分で一番大切なことができるのだ。りみさんのお陰で、人間を信頼することの大切さを改めて実感できた。

　〈ここでの1年4ヶ月をふり返ってどうですか？〉「同じ思いをしていないとわからないところがあると思って、助けを求めに来て。そういう方たちに大丈夫よって励ましてもらって。涙を流せる場ってほかにはありま

せん。ありがとうございました。まるっきり会えなくなるわけじゃなくて、OB会もあるので、とりあえず大丈夫かなと思えたので、卒業という形を取ろうと思いました」。

〈機械の寿命が終わったら店を閉めるという言葉が印象的でした〉「最終的にそうなったら頑張ったって思えるかなって。夫はもったいながりだったから、ここまでやったからもういいよって言ってくれるかなって。もういいよね、お父さんっていうのもあります」。

・卒業後の感想："あなたはあなたのままでいい"

　卒業後、りみさんから感想文が送られてきた。「夫もきっと天国で、皆さんに支えてもらってよかったねと言っていると思います。夫は私の心の中でずっと生き続けます。夫と同じお墓に入るまで……。"あなたはあなたのままでいい"というメッセージはしっかり伝わっていました。いままで嫁として、女としてという考えに縛られすぎていました。何かとても楽になれた。すべてに無理をしようとしていた自分に気づきました」。

❹ その後のプロセス

　その後、りみさんはOB会に参加するようになった。高齢者が楽しく語り合う中で、りみさんは時に悲しみを涙とともに語った。

　死別後2年10ヶ月のOB会では、仕事や趣味を見つけて忙しそうだったが、どこか元気がない感じで気になった。会の終了後、りみさんはカウンセリング室を訪ねてきた。

　「どうしてあんな病院に行ったのか」「店を辞めてよかったのか」「夫は何も言わないでつらい思いをして逝ったのではないか」「自分の身体のことなのに、どうして突っ込んで聞いてくれなかったんだろう」と、夫の生前にカウンセリングをしていた頃の、そしてサポートグループに参加し始めた頃のりみさんに逆戻りしていた。

　私は衝撃を受けながらも、〈遺族のカウンセリングを予約してください〉と伝えた。「こんなに時間が経っているのにいいんですか？」〈りみさんにとって必要であれば時間なんて関係ありません〉。

　りみさんと別れた後、私は、夫の生前にもっとりみさんと夫との問題を

取り上げるべきだったのではないか、私のかかわりが不十分だったのではないかと、落ち込んでいた。

しばらくして、りみさんから手紙が届いた。「悲しみの発作は静まっています。今度は予約を取ってうかがいます。そのときはまた聴いてください」。私は"発作"と言えるりみさんの力に感動した。

## 【2】悲嘆からの回復過程
### ❶ 他者とのかかわりを生きる過程
・夫との関係を再生させるプロセス

りみさんにとって悲嘆からの回復には、夫との関係をもう一度生きることが最も重要であった。そこからしか回復は始まらなかった。夫と最後まで向き合うことができなかったことを悔いてきたりみさんが、自分を守ってくれなかった夫への怒りを表出し、2人で一緒に闘いたかったという素直な気持ちを表現できるようになった。悔いはあっても、その時々に懸命に生きてきた自分を許せるようになっていた。

一周忌を終え、ファシリテーターが、いま、夫にかけてあげたい言葉を尋ねたとき、「生きていたかったでしょう！」と夫の無念さを思い、自身のそこはかとない悲しみや孤独を率直に表現するようにもなっていた。

最終的には、夫と同じように寿命がある機械を巡って亡き夫と対話することで、店を閉めることに折り合いをつけることができた。

りみさんがずっとこだわり続け、激しい反発を感じていた言葉が"運命"であった。「運命ってなんですか！」という叫びは、まさにスピリチュアルペインといえる。亡き夫との関係を修復するプロセスの中で、運命に反発を感じていたりみさんが、この世には割り切れないことがたくさんあることを受け止めていった。スピリチュアルペインの中から、りみさんはスピリチュアリティに目覚めていったといえる。

悲嘆からの回復とともに、亡き夫の位置が変化していったことも特徴だ。当初は、「お化け屋敷」に象徴されるような、自分たちとは隔絶されたおどろおどろしい世界に夫がいると感じていた。それは「つらさに耐えている表情」の夫の夢にも現れている。

回復とともに夢も変化し、「夫が元気で楽しい夢」になっていった。そ

の頃夫を、「常に空にいて見てくれているもっと大きな存在」として実感できるようになった。夫への手紙のように、あちらの世界から家族を大きな力で見守っていることを実感するようになった。

　手紙を書くことで夫との絆が切れてしまうのではないかと恐れていたりみさんが、夫との関係の質は変わっても関係は続いていくことを実感するに至った。

　【歴史の連続性の実感】（過去の故人との歴史がいまの自分の歴史として、いまの自分を支えるものとして息づいていることを実感する）によって、【繋がりの連続性の回復】（故人との繋がりが、いまも自分の中にいるという繋がりに変化して息づいている）が生じ、さらに【繋がりの連続性の回復】によって、【時間の連続性の回復】（亡くなったときは過去に向かっていた思いが、見守ってくれていると思えるようになったことでいまを生きられるようになる）という悲嘆からの回復過程は、りみさんの事例でも、同様に確認された。

・子どもとの関係を修復するプロセス

　夫との関係を再生することで過去を意味づけることができたりみさんが、現在そして未来を生きるために、いま、まさに自分とともに生きている子どもとの関係を修復していった。りみさんはグループに参加したことによって、自身の悲嘆には徐々に向き合えるようになっていったものの、子どもの悲嘆にまで向き合うことは容易ではなかった。ところが亡き夫への手紙を子どもの前で書いたことをきっかけに、子どもと素直に向き合えるようになっている。

　そのような変化には、りみさん自身が悲嘆から回復していくための時間が必要だったことがわかる。

・高齢者のメンバーとのかかわりを生きるプロセス

　りみさんの回復に、ほかのメンバーはどのように影響したのであろうか。当時、りみさん以外のメンバーは、60代から80代の高齢者ばかりだった。

　ローレンス（Lawrence, 1992）によると、配偶者を亡くした人たちのグ

ループの中で、高齢者は若い人に対して、「あなたはまだ若いからやり直せていい」と嫉妬し、一方、若い人は高齢者に対して「何十年も一緒にいられたんだからいいじゃない」と羨望するという。

　りみさんが直接メンバーに対して怒りを表現することはなかったが、「なぜ、若くして夫が死ななければいけなかったのか！」と、間接的な形で怒りをぶつけていたともいえる。しかしむしろ、りみさんは人生の先輩の存在を肯定的に受け止め、その言葉に耳を傾け、これからの人生をどう生きたらいいのかという答えを出すためのヒントを得ようとしていた。

　りみさんは日常の中では、若くして配偶者を亡くした者への心ない言葉に傷ついていたが、グループでは、高齢者のほとんどがりみさんに対して優しさを示し、涙に戸惑うりみさんに泣くことを保証してくれた。

　中には、若くて子どもがいて仕事もあるりみさんに対して羨望を表すメンバーもいたが、そのような言葉さえも否定的にとらえず、むしろ、自分と向き合うための助言として受け取ることができていた。りみさんのこのような素直さが、悲嘆からの回復に影響を与えたと考えられる。

## ❷ 自己とのかかわりを生きる過程

　20代前半で結婚したりみさんは、嫁として、妻として、夫とともに家業を守ってきた。彼女は、夫がまだ生きている段階で遺族のためのサポートグループに関心を示している。それだけ夫の死後の自分の生き方に不安を持ち、再生を望んでいた。

　カウンセリング当初からグループ参加の終結まで、大きなテーマの1つは家業を続けるか辞めるかの選択だった。家業を辞めることは"家"から自由になることを意味していた。"家"の象徴でもある姑への思いを語ったことは、姑の存在が、つまり"家"の存在が、りみさんの中でいかに大きかったかを象徴している。夫のようにやりたいこともできないうちに死ぬのではなく、好きなことをして生きたいということがりみさんの強い願いであった。それまで嫁として、妻として生きてきた女性が、1人の人間としてどう生きるのかという問題に直面したのだ。りみさんの激しい反応は、悲嘆反応に加えて、こうしたセルフアイデンティティの見直しと確立に向けた揺れが存在したためと考えられる。

りみさんは人生の先輩たちの中で、自分の人生を自らが決断していくことの大切さを実感していった。当初は家業を否定的にしかとらえられていなかったりみさんが、彼女にとっての家業の意味を実感し、家業を諦めることの寂しさも味わいながら、最終的には閉める決断をすることができた。女性という役割に固執していた自分に気づき、そこから解放されたのだった。その後も、新たな仕事や趣味を見つけながら、セルフアイデンティティの模索は続いている。
　悲嘆から回復できたと思っていたりみさんが、死別後3年近く経っても、まるで以前の悲嘆に逆戻りしてしまったかのようになっていた。しかし、そのすぐ後の手紙に示されたように、逆戻りしたかのように思える状態を"発作"としてとらえられる姿は、まさにりみさんの健康な力の象徴だ。悲しみや悔いは消えるものではない。人はそれを抱えながら生きていくものであることが映し出されている。

## 【3】りみさんの回復・成長へのカウンセリングおよびサポートグループの影響

　りみさんの悲嘆からの回復に、カウンセリングやサポートグループはどのように影響したのだろうか。

### ❶ カウンセリングとサポートグループの中で起こっていたこと

　グループを卒業するときの「死んじゃうっていうことが受け入れられなかった。ずっとここに通って、わけのわかんない話や思いを聴いてもらって」という言葉に象徴されるように、夫の死を受け入れることが容易ではなかったりみさんが、その時々の思いをそのまま語り、聴いてもらえたことが、回復に影響したのだろう。
　カウンセリングとサポートグループの中では、「泣くこと」「語ること」「怒りを表出すること」、加えてサポートグループでは「死別の時期の異なる人たちと語り合うこと」が起こっていた（広瀬、2004）。泣くこと、語ること、そして怒りの表出は、さまざまな感情を解放して悲嘆の苦痛を乗り越えるという意味がある。
　サポートグループにおける感情表出は、①同様の経験をしている人た

ちとのかかわりの中で行われることに意味がある、②さまざまな死別の時期にある人たちが参加することでより促進される、と考えられる。

### ❷ サポートグループにおける課題およびテーマの意味

「思い出の品を持ってきて語ること」は、［故人との関係や歴史をふり返って語るきっかけとなる］や、［自分にとっての故人の新しい位置が定まったり、見守られていることを改めて実感する］という意味がある。りみさんにとって夫は、「お化け屋敷」から「常に空にいて見てくれているもっと大きな存在」に変化した。その思いに支えられて、人生を先に進め、新しい人間関係や生活を築いていくことができるようになっていく。

一周忌あたりに「故人に手紙を書いてきて読む」ことは、故人の死に改めて直面し、現在の心情を整理・確認し、気持ちを収めることになる。りみさんは、「あなたに会えて本当によかった」と、夫と出会えた過去に感謝し、「1つひとつ積み上げてきた年月があるから、これからもしっかり歩んでいける気がします」と、夫と築いてきた人生を支えに現在、そして未来を生きていくことを伝えた。さらに、「そちらの世界でまた会えますように！」と、この世では別れても繋がりは決して失われてはおらず、あの世で再び会えることを信じていた。

「死別に関する絵本を読む」ことでは、自分自身の体験と重ね合わせ、自分の体験を意味づけることができる。『いつでも会える』を自分で朗読することは夫との繋がりを意味するだけではなく、サポートグループとの別れと繋がりという象徴的意味をもつ。りみさんにとってはさらに、絵本を媒介に子どもと語り合うことができ、それは子どもとの新たなかかわりの始まりの象徴でもあった。

### ❸ カウンセラーとファシリテーターの姿勢

カウンセリングもサポートグループも、受容と共感を基礎とした支持的アプローチによって行われた。いまの状態が自然な反応であることを保証し、語ることや泣くことや怒ることを支えようとした。"あなたはあなたのままでいい"という姿勢を大切にしたいと思ってきたが、最後の感想文から、その思いがりみさんに届いていたことがわかる。

〈いまはまだ決めなくていいとき〉など、指示的なかかわりもあったが、これらの姿勢は、深い共感と支持のもとに行われなければ相手には伝わらない。

その一方で、「思い出の品を持ってきて語る」ことや「故人に手紙を書いてきて読む」ことは、意識的に故人の死への直面化を促される厳しい作業でもある。

私たちは、〈いま、ここにご主人がいたら、ご主人に何と言いたいですか？〉〈手紙を聴いて、ご主人はなんと言ってくれるかしら？〉〈いま、ご主人は何処にいる感じ？〉などと問いかけてきた。これらの問いかけは、故人に対して言えなかった心残りを伝えると同時に、"いま、ここで"を強調する。ただ単に過去にさかのぼるのではなく、それを"いま"に結びつけることによって、いまを生きられるように支援する。

りみさんにとってカウンセラーとファシリテーターが同一人物であったということも、りみさんの成長に影響を与えたのではないだろうか。カウンセリングでは自分だけを見てくれていたのに、グループの中ではそれが許されない。それは私にとっても同様であった。りみさんがじっと見つめ続ける対象もほとんどが私だった。私は、りみさんとは夫の闘病中からのつき合いで、ほかのメンバーに対してより思い入れがあり、どこか姉のような感覚を持っていた。りみさんのグループからの卒業は私からの卒業でもあり、私のりみさんからの卒業でもあったかもしれない。

## 第Ⅲ部

# 看護師自身のためのグリーフケア

遺族のためのサポートグループに参加した看護師が、こんなふうに語ってくれました。
　「大切な人を亡くした人たちが悲嘆から立ち直っていくまでのそれぞれの経過を、実際に聴かせてもらえたことで、家族にとっては患者が亡くなっても終わりではないんだってことを改めて知ることができました。看護師として、大切な家族を看取らせてもらう責任の重さと、そのときの看護の在りようが遺族の死別後の悲嘆に大きく影響することも学びました。
　カウンセラーが、遺族が話してくれる言葉の1つひとつや、故人を偲んで思いっきり泣ける環境をとても大切にとらえていて、心の奥の思いを引き出せるように質問したり、遺族の思いや在りようをそのままでいい、悲しい気持ちになるのは当たり前なんだということをメッセージとして伝えたりしているのをみて、とても丁寧に人間関係を築いているんだなって。沈黙の時間を大切な時間ととらえていたことも印象的でした。故人の思いを深めたり、気持ちを整理したり、ほかの遺族の話の始まりのきっかけにしたり。沈黙って、看護師としては気まずい、恐いという思いがあって、ついなんでもいいからとりあえず何か話を、と思いがちだったんですよね。沈黙も大切な時間なんだって気づきました。
　ふり返りの時間も楽しみでした。いろいろな思いをカウンセラーやほかのスタッフと話し合うだけで、私自身気持ちがスッキリして癒されていることに驚きました。人間は人との繋がりの中で生き、同じ体験をした者同士で話をすることがどれだけ大切なことか、身をもって体験できたんです。
　この体験は、今後、臨床での患者や家族とのコミュニケーションの場においても役立てていきたいと思っています」。
　サポートグループの場で、遺族のグリーフケアや、患者・家族のケアについて学ぶだけではなく、看護師自身が癒される体験をしています。自分の思いを語れる場が、これまでほとんどなかったのでしょう。語ることは遺族同様、看護師にとっても、とても大切なことなのです。

# 第1章 看護師のグリーフケアが必要なわけ

**切り捨てられてきた看護師自身の悲嘆**

　看護師は日常的に、患者に深く気持ちが入り込んだり、難しい患者を看取ったりと、精神的にかなり揺さぶられる体験をしている。吸引や体位変換をしたあとに亡くなったと、家族に怒鳴られることもある。それまで真摯にケアしてきたのに、その一点ですべてが変わってしまう。そういうことが日々起こりうる中で、看護師はケアを続けている。

　レイクら（1991/1998、pp.122-123）は、複雑性悲嘆に陥りやすい危険グループの1つとして、援助職に就く人たちを挙げている。彼らの多くは、子どもの頃から責任ある「大人」として振る舞うように育てられてきて、他者の援助を職業としているが、実は援助を必要としているのは彼ら自身であるというのだ。自分自身の未処理の喪失に目を向けてみる必要があるという。

　まずは、自分自身の臨床をふり返り、自身の傷つきを受け止めてほしい。

## 1. 看護師の悲嘆を扱えない風土

　これまでは遺族のためのグリーフケアについて論じてきたが、私たち自身はどうやってグリーフワークをしているのだろう？　そもそも、自分たちにグリーフケアが必要なことを認識している看護師はどれだけいるだろうか？　私たちは遺された家族のグリーフケアには関心があっても、自分たちのグリーフケアには無頓着だ。

　自分の家族を亡くすことと患者を亡くすことでは意味が違う。患者の死を家族の死のように毎回受け止めていたら、それこそ仕事もできなくなるし、自分を保つこともできなくなる。それでも、ケアしてきた患者が亡くなることは、医療者にとっても深い喪失だ。最後の時間を、ケアを通して

ともに過ごした人が亡くなっていくことは悲しい。心残りや無力感が生じることもある。患者や家族から受けた心の傷がある場合は、悲しみは複雑になる。

私たちは自分の悲嘆を語り合う場を持っているだろうか？　日常の忙しさに追われ、自分の身体の隅に悲嘆を押し込めていないだろうか？　看護師なんだから悲しんでいてはいけないと思っていないだろうか。

カンファレンスの場では、感情を語ることをよしとされない暗黙のルールがあるように思う。カンファレンスの場は理性的に語ることがよしとされるのだ。しかし、本当は誰もがつらい思いを抱えていて、ただ、その感情を必死に抑圧しているだけではないだろうか。

## 2. なぜ語ることが重要なのか

さまざまな場で看護師たちの語りを聴きながらいつも感じるのは、それほどまでの経験をしながら、よく看護師として仕事を続けてきたという畏敬の念であり、切なさだ。その傷つきはあまりに深い。しかも、その深く傷ついた体験を誰にも語らず、自分の中にしまい込み、孤独に耐えながら生き抜いてきたのだ。

その傷つきは患者・家族との間における感情に留まらず、周りの同僚や上司や医師からの傷つきでもある。二次被害だ。事例検討やデスカンファレンスとは一体何なのかといたたまれなくなったこともある。誰も傷ついた彼らの語りを聴こうとはしてくれなかった。

何年もしまい込んでいた傷つきや自責感、怒り、悲しみを語ることで、人は癒されていく。聴き手が共感し、無力で不完全な自分をそのまま受け止めてくれることで、自己否定から自己受容へと変化していく。経験に新しい意味が付与されていく。

中には弱みを見せたくないから、これまで自分の感情を語ってこなかったという人もいる。はたして感じることは弱さなのだろうか。

## 3. 患者・家族から注ぎ込まれた感情を包み込む容器になること

　患者や家族は、医療者の中でも特に看護師にさまざまな感情をぶつけてくる。それは、病気を経験して危機的状況にある患者や家族自身が持ちこたえることのできない感情だったり、まだ意識されていない感情だったりする。看護師は患者や家族から注ぎ込まれた感情を包み込む容器（container）になる。

　武井（2009、p.326-332）は、看護師は患者に腹が立ったり嫌悪感を抱いたりすると、優しくできない自分を責めたり、落ち込んだりするが、実はそれは、患者からの無意識のコミュニケーションに対する反応の場合もあり、これも共感の1つの形と言えるという。たとえば、患者がある対象への怒りを無意識に看護師に注ぎ込んできて、看護師は自分でも気づかないまま、患者のその隠された怒りに共鳴し、その感情を患者へのネガティブな感情にすりかえて感じ取ることがあるという。そのような感情を注ぎ込まれれば、看護師自身が圧倒されたり、揺さぶられたり、混乱したり、傷つくのは当然だ。

　このようにみてくると、かかわりの中で感じている自分の感情を見つめることは、患者・家族から注ぎ込まれた感情、すなわち投影された感情に気づく手がかりになることがわかる。それは患者・家族を理解する手だてとなる。また、危機的な感情を注ぎ込まれることで、看護師自身の過去の体験や現在抱えている問題に関する感情が呼び覚まされ、揺さぶられる。そのような感情に気づくことで、自身の問題に直面できるチャンスにもなる。患者に対する自分の感情が、実は自分の過去の対象関係に対する感情だったりすることもある。

　私は父を亡くした後、家に帰りたいという患者がいると、その思いを叶えたいという気持ちが強くなり、かなり熱心にかかわっていた。願いが叶えられないと、ひどく落ち込んでいた。私自身、つい入り込みすぎてしまうのはどうしてなのかわかっていた。自分の個人的な喪失体験は、自分のケアの姿勢に影響する。人が亡くなっていく臨床の中で、個人的喪失体験

が呼び起こされる。それゆえ、個人的体験のグリーフケアも必要であることはいうまでもない。

## 4. 感情労働としての看護

　武井（2001、2009）は、感情労働としての看護について述べている。
　感情労働は、アメリカの社会学者であるホックシールド（Hochschild、1983/2000）によって提唱された。感情労働とは、適切・不適切な感情経験や感情表出が規定されている仕事であり、自分の感情を適切に管理することによって、クライエントの感情を好ましい状態に導くことが職務とされる仕事だ。看護には「患者・家族には笑顔で優しくしなければいけない」「患者・家族には怒ってはいけない」などの感情ルールがあり、それに沿って、自分の感情をコントロールすることが求められてきた。これが感情ワークだ。
　死にゆく人の元に行くのは苦しいし、死は恐い。これは人として自然な感情だ。それでも看護師は患者の元に行き、ケアしなければならない。自分の感情をコントロールする感情ワークが必要になるのだ。
　理不尽に怒りをぶつけてくるような患者・家族には、感情をコントロールすることが難しくなる。そのような場合は、心の中ではとうてい受け入れられないのに、「患者さんには怒っちゃいけない。いつも笑顔で」という感情ルールのもと、表面的に笑顔を取り繕う。そのようなあり方を表層演技という。たとえば、ファーストフードの店員がどんな客にもどんな状況でも「いらっしゃいませ！」と、同じ笑顔で対応することも表層演技だ。
　しかし、看護師の場合は営業用スマイルでは許されない。患者は看護師の真心を要求するからだ。そこで「真心が大切である」という感情ルールが加わることになる。本当は傷ついているのに、「私は看護師だから大丈夫。プロなんだから傷ついてなんかいない」と、自分に言い聞かせたりする。看護師として適切な感情を心からの自分の感情にするために、感情ルールに反する不適切な感情を押し殺す。これが深層演技と呼ばれる。表層演技では他者を騙すが、深層演技では自分自身をも騙すのだ。

このような対処の仕方は看護師が生き抜くための方法であったが、繰り返される中で疲弊していく。やがて、長年の感情ワークの結果、感情麻痺など、感情が機能不全に陥ってしまい、仕事に対する意欲を失い、バーンアウト症候群となり、仕事が続けられなくなることもある。
　また、「何とかしてあげたい」「何とかしてあげなければ」というプレッシャーは共感ストレスと呼ばれ、共感ストレスに無力感や罪悪感が重なると、共感疲労（Joinson、1992）と呼ばれる状態に陥るという。
　自分の感情を押し殺していると、自分の本当の感情がわからなくなる。それは他者の気持ちにも鈍感になっていくことに通じる。人としての温かさが感じられなくなる。先に、自分の感情を手づるとして患者の感情を理解するということを書いたが、不適切と規定している感情を押し殺していては、患者から注ぎ込まれる感情にも気づかなくなるだろう。

## 5. 死にゆく患者への複雑な感情

　緩和ケアの技術が発達してきたとはいえ、患者の苦しみを完全に取り除くことなどできない。患者の苦しみを前にして、私たちは無力感に襲われる。患者が苦悩を抱えながら亡くなったとき、自分たちを責めてしまいがちだ。もっと痛みをコントロールできていれば……、もっと精神的に楽にしてあげられていたら……、家に帰してあげられていれば……、家族関係をもっとなんとかできれば……。確かに今後改善できる点もあろう。しかし、できることがあるのと同時に、できないことがあることを認めなければならない。そうでないと、無力感はその裏に潜む全能感を表すことになる。
　緩和ケアをやりたいという看護師は熱心で真面目な人が多い。患者の思いを尊重したケアをしたいという気持ちが強い。それまでの臨床経験で苦しんでいる患者をみてきた人には、なおいっそう強い思いがあるだろう。しかし、現実はなかなか理想通りにはいかない。一生懸命になればなるほど、自分たちがなんとかしなければならないという思いが強くなる。それは自分たちがなんとかできるという傲りの気持ちでもあることに、なかな

か気づけなくなる。死にゆく患者の苦悩を私たちが取り除くことなどできない。何十年も続いてきた家族関係を、他人が数週間で変えることなどできない。自分たちの無力さを認めることも必要なのだ。

　死にゆく患者やその家族は危機的状況に追いこまれるために、感情が露わになってしまうことがある。潜んでいた病理が顕在化することもある。緩和ケア病棟という閉鎖的な空間の中で、看護師は無力感や喪失感、否定的な思いなど、さまざまな感情を揺さぶられる。急性期病棟のような忙しい病棟であれば、そのような患者の訴えはたくさんの大変な業務の中の1つとして流してしまうこともできるかもしれない。しかし、1病棟十数人の患者と丁寧にかかわる環境の中では、1人の患者の訴えは看護師に重くのしかかってくる。

　死にゆく人に理不尽な要求や怒り、暴言を吐かれたとき、私たちはどのような気持ちになるのだろうか。受け入れられない気持ちや怒りは当然沸いてくる。しかし、もうすぐ亡くなっていく人に対して否定的な感情をもつことに、罪悪感を抱くこともあるだろう。自分の器が小さいのではないかと自責感を抱くこともあるだろう。症状の緩和が十分にできないせいだと医師を批判することで、自分の感情を置き換えるかもしれない。わずかな時間しかない人たちなのだからと、理不尽な要求でも答えようとしたり、怒りや暴言に耐えようとしたりするかもしれない。

　しかし、それは本当に患者を尊重していることになるのだろうか。ただ看護師が耐えればいいのであろうか。死にゆく人というレッテルを貼り、哀れむことにはならないだろうか。患者を尊重するということは、私たちが我慢することではなく、誠実に相手に向き合うことだと思う。

　近年、患者や家族の暴言など暴力が増えてきている。暴力は街頭で起ころうが病院内で起ころうが、暴力には違いない。暴力はどんな場合でも許してはいけない。たとえ患者であっても、違法行為をしたら社会的な責任を取ってもらう。それが本当の意味で、患者の人権を尊重することになると思う。

　怒りや暴言を我慢すればするほど、逆に看護師の傷つきは深くなる。我慢する一方で、これだけやっているのだから感謝してほしいという期待がある。せん妄や認知症の患者の怒りは案外平気でも、そうではない患者の

怒りにはこちらも感情的になってしまう。プライドが傷つけられる。では、どうすればいいのだろうか。

## 6. 自分の感情を認めること：自己一致

　人として普通の感情を持っていれば、怒りをぶつけられれば恐いし、傷つく。こちらにも怒りが沸いてくる。患者に寄り添えないことや患者を受け入れられないこともある。これは人間である以上、自然なことである。このとき、専門家として"ねばならない（受容し、共感しなければならない）"に縛られるよりも、率直に自分の気持ちを認めたり、表現したりすることのほうが大事だ。これを、ロジャーズ（1962/1967、pp.47-50）は「自己一致」と表現した。患者に対して抱いた否定的感情を押し殺そうとするのではなく、自分の感情を見つめることが大切なのだ。

　患者に対する一見否定的な感情や、「あれっ、何か変」といった、素直に受け入れられないような感情が生じたときには、実は、患者の行動と言葉が一致していないとか、患者が抱えている問題やテーマに関連していることを患者が話していることが多い。したがって、自分の感情を正直に治療的に表現することは、患者との関係の改善や、患者が自分の問題に直面して自分の在りようを見つめ直す機会にもなる。怒りでしか表すことができなかった患者の苦しみに近づけるかもしれない。

　この自己一致の具体的な方法については、第3章で詳しく述べる。

　"はたして、感じることは弱さなのだろうか"という問いの答えは、Noであることはもうわかってもらえただろう。看護師が患者・家族から注ぎ込まれた感情の容器になると述べたが、自分が抱く感情の中には患者・家族から注ぎ込まれた感情も含まれることを知っていれば、もう少し自分の感情が受け入れやすくなるかもしれない。自分の感情を見つめ、自分自身の感情に気づくことが、患者・家族がいま、まさに感じている苦しみを理解することに通じる。自分の弱さや自分もつらかったのだということを認めることができたときに、同時に相手の弱さにも共感できるのだ。弱っている人に何か役に立ちたいと思うことは自然な気持ちである。しかし、自

分には何もできないのだと認めることができたとき、本当に目の前にいる1人の人とともに在ることができるのかもしれない。

　無力な自分が軽々しく患者の気持ちがわかったとはいえない。しかし、いまはまだ死にゆく立場ではない自分が、それでも患者と向き合おうともがき苦しむとき、患者の苦しみと私たちの苦しみとが一点で繋がる瞬間があるはずだと思う。

## 7.　支え合うこと

　感情にただ振り回されたりするのではなく、自分の感情を手づるとして、患者とかかわっていく。そのためには自分の感情を知らなければならない。自分の感情を認めることを自分1人で行うことは難しい。患者や家族がさまざまな感情を聴いてもらうことでケアされるように、看護師も聴いてもらえることでケアされ、自分を認めることができるようになる。自分の感情を認めることが患者・家族へのケアになると述べたが、看護師自身も1人の人間としてケアを受けるに値するのだ。ケアを提供する人間は、同時にケアを受ける必要がある。そのためには支え合うしかない。

　大切なことは、現実の中で曖昧なことや不確実なこと、割り切れないこと、証明できないことがたくさんあることに耐えることであり、患者・家族とともに揺れることができることだ。そして、自分たちがいかに無力で、どれほど切実に人との繋がりを必要としているかを認めることである。苦しむことから逃げないでほしい。苦しくても、支え合えれば乗り切れるはずだ。

　私も看護師から支えてもらっている。患者からも支えてもらっている。自分を必要としてくれる患者がいると、こんな自分でも認めてもらえるのだと、それが自分を信頼する力となる。人はさまざまだ。他者を傷つけてしまう不器用な人もいれば、他者を幸せな気分にしてくれる人もいる。感謝して亡くなっていく人もいる。身体が弱ってくると周りに当たりたくなったり引きこもったりしがちなのに、逆に優しくなっていく人もいる。その人たちの人間性に感動し、自分もそういう人間になりたいと思う。患

者からの言葉の贈り物は、私の宝物だ。そういう支えがあるからこそ、自信を失いそうになっても再び起きあがり、向き合っていくことができる。

「カウンセリングというのはね、相手に一番あった言葉を使うことだと思う。そのためには相手を知らなきゃ。相手の話を聴かなきゃ駄目。そして、そうだね、そうだねと言えば、その人は心を開いてもっと話してくれるんだ。あなたを随分引っかき回したり、いろいろしたりしたけど、あなたはしっかりカウンセリングという勉強をしてきた人だと思う」。ある患者の言葉だ。またある遺族は、最後のカウンセリングの日、私にあるプレゼントを持ってきて、こう言った。「いろんな患者さんがいて、傷つくこともあるでしょう。でも、そんなときはあなたに助けられた人間がいることも忘れないで。この仕事をこれからも続けてください」、まさに落ち込んでいるときで、私は感謝の気持ちで胸がいっぱいになった。

ケアしているつもりが、実はそれ以上に自分がケアされているのだ。

# 第2章 看護師の感情が揺さぶられる患者・家族への対応

　がん患者が衝撃を受ける時期を大別すると、「がんと診断されたとき」「再発したとき」、そして「終末期」という3つの時期が挙げられるという。それは家族も同様であろう。同じような状況に直面しても、感じ方や対処の仕方は人それぞれであり、人生の中で、それまでの困難にどのように対処してきたかが繰り返し再現されるという。前章で述べたように、危機的な状況の中で終末期の患者・家族の感情が露わになり、看護師は無力感や喪失感、否定的な思いなど、さまざまな感情を揺さぶられる。

　私自身も外部のコンサルタントではなく、まさに同じ現場で同じ患者・家族にかかわっているので、日々、看護師同様に感情を揺さぶられている。そのような感情に気づき、自分の大切な感情として受けとめることが、厳しい臨床を生き抜くための第一歩だ。それが、患者へのケアにも通じる。

　本書では、患者が亡くなった後の看護師の悲嘆というより、むしろ悲嘆の背景にある、患者・家族とのかかわりのなかで生じたさまざまな感情や傷つきに焦点を当てたいと思う。この章では、私の事例をもとに、看護師の感情が揺さぶられる患者・家族への対応について記述する。うまくかかわれず、私自身が傷ついた事例もある。あなたも傷ついてきた自分自身をケアするとともに、患者・家族にどのように向き合えばいいのか、今後の患者・家族へのケアに役立ててもらえれば嬉しい。それがあなたのグリーフケアになるのだと思う。

## 1. "死にたい"と言われるとき

### ● 早く死にたい、望みはそれだけです

　昭子さんは70代の終末期の患者だった。「早く死にたい」「点滴はしたくない」と繰り返し語った。

〈身体のつらさがもう少し楽になったら、もうちょっと生きてみようかなという気持ちになるのでしょうか〉「娘のためだけに生きている。この年まで生きることができて悔いはないです。やりたいことはやったし、思い残すこともないんです。娘はよくやってくれているから、娘の励ましが負担といったら娘が可哀想。負担と思ったら、思った私自身を責める」。昭子さんと娘さんは深い絆で結ばれていた。〈娘さんも昭子さんの気持ちをわかっているでしょうね。それでもやっぱり少しでも母親と長く一緒にいたいんだと思います〉。昭子さんは頷いた。〈親って、特に母親って、自分のことは置いておいて、子どものためにって生きる。昭子さんも最期まで娘さんのために生きていらっしゃるのかなって〉。

「こんな話は誰にもしたことがなかったので、気持ちが楽になりました」〈これからも来ますね〉と言うと、初めてニッコリ微笑んだ。昭子さんの場合は、毎日時間を決めて訪室することにした。

◎

私にだけ「早く死にたい」「点滴を止めたい」と訴えていた昭子さんが、あるとき、医師に自分からその希望を伝えた。〈ご自分で点滴を止めたいとおっしゃったのですね〉「治らないのに、点滴で1ヶ月命が延びてもしようがない。先生はせっかくいろいろ考えて言ってくださったのに、わがままで」〈そんなことはない。自分の気持ちを言っていいんですよとお伝えしたでしょう。よくおっしゃいました〉「何もしないで言うのは嫌なので、点滴を少しだけ頑張ってみました。その結論」〈何もしないで、自分の気持ちだけですぐ決めるのではなく、一度はやってみて、その上で決める。それが昭子さんの生き方なんですね〉「そうです」。

〈いまの希望は？〉「希望……希望……1日も早く楽になること」。そのときラジオでは『花』が流れていた。2人で黙って涙を流した。「もう思い残すことはないので」〈娘さんに伝えたいことは伝えましたか？〉「伝えました」〈毎日、1日も早く楽になれることを祈って生きるのってつらいですね〉。

長い沈黙の後、「私は知りたいんです。あとどれくらいなのか先生に教えてほしい。それが一番の希望。先生にもわからないんでしょうけど」〈それを聞いたらどんな気持ちになるんでしょう〉「私は大丈夫です。もう

わかっているし、動じない」〈先がわからないのは不安ですね……いつということがわからなくても、1日1日、その分近づいているのは確かなんですよね。こんなこと言ったって……〉慰みにも何もならないと思いながら、やっとの思いで言った。〈昭子さんはあとどれくらいだと思うんですか？〉「うーん、あと1ヶ月未満であってほしい」〈そうなるといいですね、っていうのもなんだか……〉。私はとても悲しかった。〈いま、話してくれた希望を先生に話そうと思わないのですか〉「うーん。先生は一生懸命やってくれているのに申し訳なくて話せない……いま、あなたに私の気持ちを話してすっきりしました」。

◎

　昭子さんはあるとき再び、点滴をある条件のもとで受け入れた。「ころころ気持ちが変わってすみません」〈気持ちが変わるのは当たり前。でも、初めてお会いしたときから昭子さんの気持ちは変わっていないように思います。根底ではやりたくない気持ちがあって、でも試してみることもしないで言うのは嫌だから、まずは試してみて、その上でやはり嫌だったから止めたわけで。根底では同じ気持ちだと思います〉「そう言ってもらえるとありがたい」〈それに、人間、気持ちが変わるのは自然なことですから、これからも変わっていい〉「いつも勇気を与えてもらっています」〈事態は何も変えられないんですが〉「ううん、なんでも聞いてもらえるだけでいい」。

　「早く楽になりたいのに……恨めしい……いまの一番の希望は1日も早く死ぬこと」〈二番目の希望は？〉「ない」〈一番で唯一の希望ですか……。昭子さんは自分が死んだら、先に亡くなった人に会えるとか、そういうふうに思います？〉「うーん、わからない。看病した人たちが亡くなったのは随分前のことだから」〈ご主人、待っていてくれるといいですね〉。昭子さんはフッと笑顔になった。「まだ迎えに来てくれない。早く連れて行ってくれればいいのに」。

　「いま、先生に私の気持ちを話してスッキリしました。こんなこと娘には話せないし。なかなか思うようにいかないものですね」〈なかなか思うようにいかない……そうですねえ……〉「仕方ないですね」〈仕方ない……そうですねえ……〉そんな言葉しか返せなかった。「娘が、お母さん、食

べられたねって喜ぶのを見ると、よかったとそのときは思うけど、娘が帰った後はまたつらくなって」〈それはそうでしょう。でも、よかったと思えることが1つもなければ生きていられない。一瞬でもそうやってよかったと思えることがあるから、いま、生きるのがなんとかそこのところで支えられているのでしょうかね〉「目を閉じてずっと寝ていると、私、何やってるんだろうって」〈何やっているんだろうっていうのはもう少しどういう気持ちですか？……こんな状態で生きていても意味がない？〉「そうです」。

　長い沈黙の後、〈さっき、こうやって寝ているだけでは生きている意味がないとおっしゃったけど、娘さんにとってはこうやっていてくれることだけでいいんでしょうね、そのこと事態に意味がある〉「娘にもよく言われます」。

　「こうやって話すと、励まされたり、逆に暗くなることもありますが、あとは不思議といつも気持ちいいんです」。

　私はひたすら昭子さんの思いを傾聴し、受け取ろうとした。絶望やどうしようもなさや、さまざまな感情をそのたびに溢れるほどに注ぎ込まれ、つらくなった。自分と母親とのことも呼び起こされ、揺さぶられた。カウンセリングを理解し、私を待ってくれているありがたさと昭子さんの心境の重さに、病室に向かうときはいつも緊張していた。でも、私は昭子さんが大好きだった。そういう重い話の合間に、昭子さんはこれまでの自分の歴史をふり返り、自分で生を意味づけていった。最期までエネルギッシュな人だったと思う。出張があったので最期を看取れなかった。最後の挨拶に行くと、頷いてくれた。

　私が出ていってしばらくして亡くなった。私がいる間に亡くなったら、バタバタしているところをつらくて去りがたくなるだろうから、私が出発するのを待って旅立ったのではないかと感じる。

　寂しくなった。でも、私自身悔いがなかった。昭子さんがお子さんたちにそういう気持ちを抱かせたように、私にもそうしてくれた。十分お別れをさせてくれた。

● 天国に行きたい

　すゑさんは身寄りのない女性で、見舞いに来る人は1人もいなかった。意識が朦朧とする時間が長くなり、口数も少なくなっていた。

　病棟に七夕の笹が飾られた。私は〈短冊に願い事をしたいことありますか？〉と尋ねた。すゑさんは意外にもはっきりとした口調で、「そんなの、1つしかないでしょ。"天国に行きたい"って書いて」と答えた。すゑさんはそれまで一度も死の話をしたことはなかった。そんなふうに思っていたのだと胸が詰まり、ぜひ、書いてあげたいと思った。その一方で、私は戸惑った。ほかの短冊には"元気になりたい""元気になって旅行したい"など、再び元気になることを願った言葉ばかりが書かれていたので、そんな言葉を見たらほかの患者や家族のはかない夢を現実に戻してしまうことになるのではないだろうか、傷つけるのではないかという思いも頭を過ぎった。看護師たちに自分の気持ちを話したら、書きましょうよ、と私を支持してくれた。

　私は胸が詰まる思いで、彼女の名前とともに彼女の希望を短冊に書いて、すゑさんに見せた。〈すゑさんはこれまで一生懸命生きてきたし、いまだってこんなにつらいのに耐えているのですから、天国に行けますよ〉と伝えると、「わからないわよ、地獄に行くかも」と言うので、〈短冊と一緒に私も天国に行けるようにお願いします〉と伝えると、うなずいた。「早く天国に行きたい」と言うので、〈早く行きたいんですか。いま、苦しいから？　苦しいのがもう少しよくなったら、まだいられます？〉と尋ねるが、すゑさんは答えなかった。〈すゑさんにとって一番いいときに願いを叶えてくれると思います〉と伝えると、「そうね」と、すゑさんは応えた。〈でも、寂しい……〉と、私は思わず呟いてしまった。

◎

　数日後、少し気分がよかったので、〈すゑさんの短冊を見に行きますか？〉と尋ねると、すゑさんは頷いた。車椅子でデイルームまで行った。すゑさんは自分の願い事を黙って見つめていた。

　すゑさんはカレーライスが大好きだと言った。なんとか食べられないか看護師たちと相談して、準備した。すゑさんは食堂で2口食べただけだった。もっと早くに用意ができていればと悔やまれた。

週明け、病棟に行ったら亡くなったばかりだった。亡くなったばかりだというのに、すゑさんは微笑んでいて、とても美しい顔をしていた。天国に行けるんですね、と話しかけた。もうちょっと待っていてほしかった。1人ぼっちで亡くなった。私の思いが足りなかったのだろうかと悔やんだ。でも、看護師が身体を清めるのを手伝うことができた。やっぱり待っていてくれたのかと思う。私はずっと涙が止まらなかった。これだけ涙が流れるのは久しぶりだった。私は、1人ぼっちの人に弱いのかと思った。

● 死ぬ方法を教えてほしい

　鉄平さんは統合失調症で身寄りのない40代の男性だった。がんの症状が悪化するにつれ、拒薬など治療を拒否するようになり、暴言を吐くようになった。普通の人では考えもつかないような彼独自の世界の方法に固執して、看護師や私を困らせた。

　そんな鉄平さんがカウンセリング室にやってきた。「死んじゃったらどこに行けばいいのか」。死という言葉を鉄平さんが口にするのは初めてだった。〈死にたくなるんですか〉「うん、ずっとこういう状態だから」〈苦しかったらそういう気持ちにもなるでしょうね〉「うん。死んだら独り身だし」〈それは福祉の人がちゃんとやってくれるから、死んだ後のことは心配しなくても大丈夫……死ぬこと、最近、よく考えているんですか？〉「よくでもないけど……病院だったら死ぬ方法を知っていると思って。教えてほしい」〈病院はつらさを和らげるための治療はできるけど、死なせることを目的とした治療はできないんです。でも薬を使うのは嫌なんですよね〉。私は苦しい気持ちで伝えた。「入院したらよくなると言われたから入院したのに」〈私もそう思ったんですけど……〉「よくならない。苦しくなってる」〈せっかく入院したのに裏切られた感じ？〉「うん……普通の状態に戻りたい……消滅したい……」〈普通の状態に戻りたい……それが無理なら消滅したい……〉。私は鉄平さんの言葉を反芻した。長い沈黙の後、〈鉄平さんの気持ちはすごく伝わってくる……だから何かしてあげたい。でも、私には何もできなくて……ごめんなさい〉とやっとの思いで言葉にした。

　その後、鉄平さんの怒りはますます激しくなり、無理難題を押しつけ、

私の中にもいい加減にしてほしいという気持ちが出てきた。「なんでも言ってくださいって言ったじゃないか！　馬鹿野郎！」と怒鳴った。〈そんな言い方されると悲しい。なんでも言ってもらっていいんだけど、言ってもらったことをすべて叶えることはできない。できることとできないことがあるから……〉と、その場を去った。

その翌日、鉄平さんは突然、以前から希望していたインスタントラーメンを買いに行きたいと言い出した。私が1人で買いに行けると伝えたが、「広瀬さんと2人で行くのがいいの」と譲らなかった。車椅子でも相当呼吸が苦しかったにもかかわらず、鉄平さんは上機嫌で、まるでピクニックに行くかのようだった。帰りは、「焼き芋買ったら夕食食べられなくなるかな」と、はしゃいでいた。結局焼き芋は買わなかった。

◎

休みの日、病院から電話があった。亡くなったと。なんとなく予感はあった。でも、昨日は私には怒ってばかりだったから、帰るときも「じゃあね」とそっけなく言って、帰ってきてしまった。後悔した。どうしてもっと早く教えてくれなかったのかと、泣きながら友達の看護師に叫んでいた。葬儀場まで行こうと思った。それしかない。これは鉄平さんが来いと言っているのだ。

遠かった。悲しくてずっと泣いていたが、あまりに遠くて、どうして死んでまで私を振り回すのかとだんだん腹が立ってきた。でも行ってよかったと思った。普段しないことだが、鉄平さんの場合にはそうでもしなければ、彼の死を自分の中に収められなかった。帰りに焼き芋を買おうと思った。今日は売り切れていないと思ったし、黄金色に違いないと思った。そうしたら本当にそうだった。その冬初めて、美味しい焼き芋にありつけた。鉄平さんは一応感謝してくれているのだろうと感じた。

四十九日の頃、鉄平さんの夢を見た。不思議な夢だった。

---

## 【1】傾聴

昭子さんは「聴いてもらえるだけで楽になった」と言った。「こうやって話すと暗くなることもありますが、あとは不思議といつも気持ちいいん

です」と語った。

　早く死にたいという訴えを否定したり、頑張るように励ましたりしても、なんの助けにもならない。まずは相手の思いを否定せず、そのつらい気持ちをひたすら聴くことが大切だ。追いつめられている苦しみを怒りとして表現する患者もいる。その場合も、その気持ちをまずはそのまま受け止めることが大切だ。これは、「傾聴」「共感的理解」「無条件の肯定的配慮（受容）」といったカウンセリングの基本姿勢に通じるものであり、看護の基本姿勢としても重要である。

　傾聴とは、聴く側の主観や価値観を押しつけるような聞き方ではなく、相手の言葉に含まれているニュアンスを感じ取り、言葉の意味や言葉の意味の背景にある感情に関心を持ちながら、注意深く熱心に聴くことである。相手を指導したり、評価したり、自分の意見を納得させようとする聞き方ではなく、「話している人のため、つまり、話し手がいっそうよく自分を理解し、物事をはっきりと考え、自信のある行動をとることができるように助力」（Rogers、1955/1969、p.309）する聴き方だ。

　鷲田（2000）も、答えを出したり、励ましたり、反論したりしないで、言葉をそのまま無条件で受け止めることの大切さを述べている。聴き手の反応が鏡となり、自分自身に関係する仕方を変え、同じ苦しみの中にあっても苦しみの意味づけが変わるチャンスを与えてくれるという。

　語りを深めるための問いかけも重要だ。核心となるような言葉が出てきたときに、そこに注目し、焦点を当てる姿勢である。たとえば、「いまの＊＊がちょっと気になるのですが、もう少しそこのところを話してくれますか（一緒に見つめてみませんか）？」と問いかけることで、語りを深めていくことができる。神田橋（2006、pp.106-109）は、「死にたい」といった深刻な発言に対しては、そんなことをいうものではないと否定したりするのではなく、「いつからそんなふうに思っているのですか？」など、語り手の言い分を丁寧に解きほぐして聞いていくことが大切だという。そのように相手の思いを丁寧に聴いていくことが、真に相手の主体性を尊重することになる。

　神田橋（1992、pp.117-121）はまた、「傾聴」という言葉の患者側の像を、「あなたの考えは間違っているよ」と介入したりする前に、何より同

じようなテーマをかなり同じような角度から眺めていてくれるイメージが壊れずに続くことだという。そのためには、同行二人のイメージを維持し続けるように、質問なり、答えなり、配慮なりを送り込み続けることが大切であり、それが傾聴と呼ばれることのメカニズムであると述べる。つまり、聴き手に徹するとはいっても、傾聴は単なる受け身的姿勢ではなく、細やかな配慮を持ちながらともに在るという関係のイメージを維持していくために、積極的にかかわっていくことをも含む姿勢なのだ。

## 【2】逃げないでそばにいる

　よき聴き手に徹することは、逃げないでそばにいることでもある。苦しんでいる人のもとに行くのはつらい。自分の無力さを思い知らされる。しかし、その人の苦しみを前に、無力な自分に苦しみながらそばに居続けることこそがケアだ。

　鷲田（1999）は、ケアとは、こういう人だから、こういう目的や必要があって、といった条件付きで世話をしてもらうのではなく、条件なしに、あなたがいるからという、ただそれだけの理由で享ける世話のことをいうと述べている（p.201）。同じように、死にゆくときも、人はあなたがここにいるからというただそれだけの理由で、誰かにともにいてくれることを願うのではないかという。何かをしてあげないとプラスにならないのではない。「いる」ということはゼロではない。

## 【3】ともに苦しみ、揺れる

　答えられない問いを患者から発せられることは私自身もつらいが、そういうときは自分の葛藤や苦しみを率直に伝えている。それしかできない。正解がある事柄ではないのだから。カウンセリングは、患者が自分のつらい気持ちをわかってくれる人がいると思えることに意味があり、それが苦しい境遇の中にあっても、患者がいまを生きていく支えになる。生きることとは割り切れないことや正解のないことのほうが多い。患者の揺れに寄り添い、容易には解答のでない問いにともに苦しんだり、揺れたりすることができることが大切なのだろう。

## 【4】希望を支える

　キューブラー＝ロスは死にゆく人の心理過程の5段階説を提唱したが、その中で忘れてはいけないことは、いずれの時期においても、死にゆくときまでも「希望」が存在することだ。新薬が開発されて病気が治るかもしれない、奇跡が起こるかもしれないという希望もあるだろう。「カレーが食べたい」「インスタントラーメンが食べたい」といった一見些細なことに思えるような希望もあるだろう。あるいは「天国に行きたい」「早く死にたい」「死ぬ方法を教えてほしい」といった言葉も、その人にしてみれば真剣な希望だ。

　言葉通りに受け止めればいいというわけではなく、その言葉の奥に込められた深い思いを察する。希望とは生きようとする姿勢であり、生きていく拠り所だ。どんなに些細な希望でも非現実的な希望であっても、患者の言葉に誠実に耳を傾け、患者にとっての意味を理解しようとする。それが患者個々の尊厳を尊重することになる。たとえその希望を叶えることが結果的にできなかったとしても、叶えることができない無力さを感じながら、それでも患者とともにその希望を大切に思う姿勢が大切だ。

## 【5】健康な側面に目を向ける

　死にゆくことへの悲しみを語る人たちにも、それぞれの長い歴史があり、かけがえのない経験は生きている。そのような健康な側面にも目を向け、その人が語ることを支えることもケアだ。家族のために懸命に生きてきた自分を思い出し、あるいはかつての幸せな思い出に触れることで、抑うつ的な思いに占領されていた心の中に、温かくて健康な心の営みを実感できる場所ができる。悲惨な戦争体験を語ることで、苦悩とともに生き抜いてきた自分の生を認めることができる。自分の生を意味づけることができるのだ。

## 【6】あなたはあなたのままでいい

　人それぞれに生きてきた歴史と物語が存在し、患者の言動にはその人なりの意味がある。限られたサポートの中でここまで生きてきたことは尊敬に値することであり、それをまずは受け止める。病の受け止め方も対処の

仕方もみな違うわけで、その違いを認めるところからケアが始まる。それは、その人本来の在りようを信頼し、待つ姿勢に通じる。

　老いることや病気になることはそれまでできていたことができなくなり、1つずつ諦めていかなければならないということだ。そういう自分に価値を見出せず、弱者や厄介者というレッテルを自分自身に貼ってしまう。しかし、何かをするから、あるいは何かをできるからあなたに価値があるのではない。あなたがそこに在ること、それ自体が価値あることなのだ。

**【7】看護師自身の感情を大切にする**
　前章でも記したが、看護師自身の感情も大切にされなければならない。苦悩する患者のそばにいることは看護師自身も苦しい。無力感に苛まれる。怒りをぶつけられれば看護師も傷つく。素直に、病状の進行や死への不安を言葉にしてくれる患者ばかりではない。その苦悩を医療者への怒りとして置き換える患者もいる。そういうとき、どうやって看護師自身の感情を大切にすればいいのであろうか。
　後ほど、怒りを表す患者・家族とのかかわりについて考えてみたい。
　その前に、自分が入り込んでしまう患者について語りたい。患者と深くかかわればかかわるほど、その人を喪った悲しみは深くなる。昭子さんにもするゑさんにも、そして特に鉄平さんに、私は深く入り込んでしまった。そこで何が起こっていたのだろう。果たしてそれは、専門家としては未熟な反応なのだろうか。どのように自分自身をケアすればいいのだろうか。もう1人の患者の事例を語り、この点について考えてみたい。

## 2.　自分が入り込んでしまうとき

● もう帰っちゃうの？
　柚さんは30代の女性だが、実際の年齢よりとても若く見えた。出会ったのは亡くなる6ヶ月前だった。足がひどく浮腫んでいるのをみてなんとかしてあげたくなった。アロマのマッサージを提案したが、私が焦って

しまったのだろう。その後カウンセリングはいいと断られてしまった。

　柚さんは呼吸が苦しくて1人で食事ができないと訴えていた。ある日の夕方、デイルームにいる彼女のところに行くと、「苦しいの。さすってほしい」と言った。私は食事の間ずっと背中をさすった。食後、散歩に行きたいと言うので、病棟を出た。帰ってきて歯磨きを手伝った。それから柚さんとのつき合いが始まった。

　柚さんは甘え上手だ。彼女に「もう帰っちゃうの?」と言われると、後ろ髪を引かれる思いになった。「泊っていけばいい」〈ベッドで一緒に寝るの?〉「そう」という会話が自然にできる人だった。

◎

　柚さんは何度か危機的な状況を乗り越えた。それでも最後の入院になるだろうと思われるときがきてしまった。私たちは、今度は奇跡を望めないだろうと思っていた。でも、彼女は退院の日に着る服を買い、退院の日につける頬紅を買うのだと言っていた。苦しくても、酸素をしながら車椅子で毎日外出していた。どんなに苦しくても、看護師に毎日洗顔してもらって、パックをしていた。死ぬことを受け入れて死の話をするとか、子どもたちと向き合うとか、そんなことは絶対にしない人だった。楽しい話を望む人だった。

　痛みや呼吸苦があっても、誰かがそばにいて背中をさすってくれると安心し、安らぐ人だった。私はずっとさすりながら話をしていた。「昨日の休みは何してたの?」「広瀬さんが休みの日は寂しい」。連休が続くと、「休み過ぎ」と怒られた。「カウンセラーってマッサージまでやってくれるんだ」「広瀬さんのさするのが一番いい。痰も出る。上手、気持ちいい」とおだてられ、私は一生懸命さすっていた。病室が狭くて、ベッドに乗ってさすったこともあった。お風呂から上がってきた彼女の髪をドライヤーで乾かし、セットしてあげると、「広瀬美容室だ」と言って喜んだ。

　アロマをやりたいと言うので、柚さんのためにオイルをブレンドしたり、毎晩、ティッシュに彼女の好きな香りを付けて渡した。最初にアロマで失敗したので、嬉しかった。

　テレビドラマの話が好きなので、毎晩、柚さんと同じドラマを見た。彼女は眠ってしまうことも多かったので、私がストーリーを話して聞かせ

た。あるとき、私もつい寝てしまい、ドラマの後半からしか見ることができなかった。翌日、柚さんは私が起きた頃に寝てしまったことがわかり、「2人で1つだね」と言った。

ゴディバのチョコレートを食べたことがないと聞いて、ちょうどバレンタインデーだったので、柚さんに買ってあげたくなった。彼女はとても喜んでくれた。夕食が美味しくなくて、「もう1個チョコ食べてもいい？」と、子どものように聞いてきた。

眠気が強くなったとき、柚さんは怖くて、「何かお話しして」「目を冷やしてみる」「冷たいからいい」と。次々と訴えてきた。「どうしたら気持ちが落ち着くの？」と聞くので、〈アロマを取りに行こうか？〉と提案した。「行かないで、ここにいて。そばにいて」と、私を離さなかった。私は、彼女は突然すっと呼吸が止まってしまうのかもしれないと、そのとき感じた。

痛みが激しくてパニックになったとき、「もう死にたい、死んだほうがまし、広瀬先生さようなら」と言った。柚さんは真剣だったが、「さようなら」という言い方が可愛くて、そのときのことを思い出すと思わず笑みが浮かぶ。あとで、「娘がお洗濯してくるねって言うのを聴いて、涙が出ちゃった。死にたいなんて言っちゃ駄目だね」と、反省していた。

◎

亡くなる日だった。「お母さん、ぎっくり腰になったの。でも今日も来るって。かわいそうになっちゃった。あんまり悪く思わないことにする」。それまで母親のことをよく思えなかった彼女が、亡くなる前に、ちゃんと母親のことを許したのだった。

夕方、看護師から、柚さんが会いたいと言っていると連絡があった。ちょうど行こうと思っていたところだった。「話したいことがいっぱいあるの。いっぱい話したいのに話せない。やっぱり私、悪いのかな」。車椅子に乗りたいと言う。デイルームで氷を食べた。「美味しい、美味しい」と言って、本当に美味しそうな音を立てて食べた。家族がいたので、彼女の背中をさすりながら、〈じゃあ、また明日ね〉と言って別れた。明日はなかった。

その晩、柚さんの好きなドラマが放送される日だった。『だいすき』と

いう番組だった。知的障害者が子どもを産んで育てるドラマだった。お母さんが遊んでくれなくてすねていた子どもが、それでもやっぱりお母さんが一番好きと言う場面があった。〈柚さんだってそう。いまは遊べなくても、娘さんはお母さんのことが一番好き。お姑さんに取られることなんてない〉と伝えた。ドラマでは、亡くなった父親のことを知らなくて泣いていた子どもが、父親が育った場所を訪ねて、父の姿を感じて元気になった場面があった。それだって、これからの柚さんと子どもとの関係を象徴しているように思えた。

　ところが前回の放送では、主人公を支えてきた母親ががんだということがわかって、どきりとした。柚さんは「お母さん、がんになってかわいそうだね」と言った。まるで自分とは切り離して言っているようだった。

　柚さんが亡くなった日のドラマの内容は最悪だった。母親ががんだと知って泣き崩れ、仕事も子育てもできなくなる。母親は気丈に叱り、"自分がいなくなっても自立して生きてもらわなければと思っているのに。そんなお前は嫌いだ"と突っぱねた。柚さんはこれを見ただろうか。きつすぎる。明日は彼女とどんな話になるだろうと心配していた。その心配は無用だった。もう彼女と話すことはなかったから。

　柚さんは、番組が始まった頃から呼吸数が少なくなり、番組が終わった頃亡くなったようだ。魂が体から離れてドラマを見ていたのだろうか。そして自分の子どももそうあってほしいと思って、番組が終わると同時に息を引き取ったのだろうか。いや、彼女のことだから自分が死んだことをわかっていないかもしれない。それとも「大好き！」と言って旅立ったのだろうか。

◎

　翌朝、病棟に行って彼女の死を知った。その日はカウンセリング室に戻るたびに泣き崩れた。昨日、もっといてあげたかった。現実のこととは思えなかった。自分の中にぽっかり穴があいたようだった。その日の夜、パーティがあった。どうしてこんなときにそんなものに出なければいけないのだろう。家族が亡くなったら行かなくてもいいのに、どうして患者だったら行かなきゃいけないのだろうと感じていた。

　終わりは必ず来るのだから、いまできるときにやってあげたいと思いな

がらも、早く帰りたいと思ったときもあった自分を後悔したり、今度やろうねと言ったままできなかったことを思い出して後悔したり。前日の柚さんとの会話を思い出し、もっと真剣にかかわるべきだったと後悔したり、どうしてあの日が最期だとわからなかったのだろうと自分の鈍感さに落ち込んだり……。

しばらく悲しみは続いた。これまでもたくさんの患者を看取り、そのたびに泣いてきたが、今回は自分でも異常だと思った。

その頃から左腕の痛みを感じた。そのうち腫れてきたので、整形外科を受診した。上腕骨外側上顆炎と診断された。さすりすぎたのだと言われた。それから半年ほど痛みは残った。1年経っても、重い物を持つと痛かった。柚さんから「私のこと、忘れないで」と、可愛い笑顔で言われているような気がした。

---

## 【1】患者との間で起こっていること

昭子さん、すゑさん、鉄平さん、そして柚さんには、少しは役に立てたと思う。彼らの中には家庭に恵まれない人たちもいた。家族との間で叶えられなかったことを、カウンセラーとの間で叶えることができた部分もある。

一方、彼らが亡くなったとき、私は、言いようのない悲しみと寂しさを感じている。まるで自分の存在価値さえなくなったかのような思いにも囚われた。彼らに頼られ、甘えられることで、カウンセラーとしての存在意義を実感していた。このように、援助者が患者との交流の中で生き甲斐や心地よさを感じるのは、もともとそういうモチベーションをもって援助職を選んでいる部分が大きいからだろう。つまり、人を助けたいという気持ちは、この職業を選んだ人の中には誰にでもあるはずだ。

昭子さんをみていると、母と自分とのことが思い出され、亡くなる直前も出張に出かける私を見送ってくれた姿に、母の愛情を思い出していた。柚さんの純粋さには私も癒されていた。鉄平さんのような統合失調症の人に惹かれるのは、彼らがもっている純粋さのせいかもしれない。やはり統合失調症の女性が亡くなったとき、私は家族が到着するまで、彼女の髪を

なでながら泣いていた。声が出そうになるのを必死でこらえていた。看護師にも誰にも入ってきてほしくなかった。そんな自分の感情に自分でも戸惑っていた。自分が抜け殻になったかのようだった。私も彼女の純粋さに癒されていたのだと気づいた。

**[2] 悲しみからの回復**

　家族や友人が亡くなることと患者が亡くなることでは、悲しみの深さも質も異なる。患者が亡くなるほうが、立ち直りもずっと早い。しかし、それでも悲しい。自分より少し先に逝っただけで、その人自身が生を全うしたのだから、それは祝福すべきことで悲しくはないという人もいる。私はまだそこまでの境地に達することができないので、やはり悲しい。だから、悲しければ悲しんでいいと思う。泣いていいと思う。

　私はよく泣く。落ち込む自分をそのまま落ち込ませる。両親の仏壇にその人の分の線香も加え、両親に迎えてあげてくださいと語りかける。そして、その思いを同僚や友人に語り、聴いてもらう。そうやって徐々に回復していく。

　あるとき、講演で鉄平さんの話をしたとき、「自分の気持ちはどうやってケアしているのか」と質問された。途端に涙が溢れてしまった。公衆の前で……。鉄平さんが亡くなって何年も経っていたにもかかわらず。私は、「これだけ経ってもこうやって涙を流せるものを私の中に遺してもらえたことが、私の支えになっている」と答えた。

　彼らは私に大切な贈り物を遺していってくれた。患者や家族とうまくかかわれずに傷ついて自信を失いそうになったとき、彼らの存在が私を支えてくれる。

## 3. コミュニケーションが難しい人たちとかかわるとき

● 触らないでください！

　利香子さんは「父親に伝えたいことがあるのですが、どう思いますか？」「人はどういうふうにして亡くなっていくのですか？」などと尋ね

てきて、父親の死を懸命に受け入れようとしていることが伝わってきた。どこか優等生過ぎて、逆に心配な気持ちも少しあった。

　父親である誠太郎さんは身体をさすられたり、掌を揉んでもらったりすることをとても好む人だった。利香子さんと２人で、一緒にマッサージをすることもあった。

　ところが父親が亡くなる当日、利香子さんの様子はどこか変だった。医師が、今日危ないことを伝えても、「もういいですか。こんなことをしている暇はないんです」と言う。その言い方には棘があって冷ややかだった。

　父親の心臓が止まった。利香子さんは「お父さん！　お父さん！」と叫んだ後、周りの人に血相を変えて怒鳴り、父親を残して病室を出ていこうとした。私たちは利香子さんをなだめ、病室にやっと連れ戻した。

　私が利香子さんの肩に手をかけた、その瞬間だった。利香子さんは私のほうを振り向き、「触らないでください！」と凄まじい形相で怒鳴った。一瞬、何が起こったのかわからなかった。そして深く傷ついた。蘇生術（家族の強い要望だった……）で慌ただしく医療者が動いている中で、私は何もできず惨めに突っ立っているだけだった。自分の役割である家族を支えることも拒否され、全くの無能者だった。

　何もできないでただ立ちつくすしかなかった分、私は誠太郎さんを誰よりも見ていた。こんなむごい光景は早く終わらせてあげたかった。前日の夜、誠太郎さんは黙って私の手を握りしめた。恐いくらいの顔だった。あのとき、誠太郎さんは何を言いたかったのだろう。わかっていたのだろうか、こうなることを。

　見るに忍びないほど落ち込んでいる主治医をなんとか慰めたかったが、自分の力がなかったことをどう詫びればいいのかと言葉が見つからなかった。でも、私もつらかった。

◎

　それから数日間、気がつくと私は、「触らないでください！」と言われた時間の中に戻っていた。あれだけ私を頼っていたのに、私も誠意を尽くしたつもりなのに、あの180度の態度の豹変には耐えられなかった。まるで錆びたナイフを胸に突き刺されたような、そんな感触が残っていた。

それでも少しずつ、何が起こっていたのかをふり返ることができるようになってきた。利香子さんは本当によく頑張ったのだと思う。必死で父親の死を受け入れようと頑張ったのだと思う。でも、かなり無理をしていた。そして結局、最後のところでそれを引き受けられなかったのだろう。もっと早くそこに気づくべきだったと後悔した。そして、「触らないでください！」と叫んだのは、大切な父親にも触ってほしくなかったのではないかと気づいた。ずっとそう思っていたのかもしれない、それを最後にようやく叫んだのかもしれないと。

● カウンセラーは何もしてくれない！

　義崇さんは、自分のことを「寂しい男」だと言った。義崇さんは先が短いことを悟り、思いを素直に語ってくれた。義崇さんは私を信頼してくれていた。一方、家族は対人関係の困難さを抱えた人たちだった。

　あるとき、家族が10分で済むから話を聞いてほしいと言ってきた。家族は治療に対して不満を感じていて、主治医と話がしたくてやってきたようだった。とにかく医師に連絡して話し合う時間をセッティングしたいと家族に伝えるが、「用事があるので、いまは時間がない」と言う。そう言いながら気持ちが収まらないのだろう、不満を訴え続けた。〈こうやって話しているなら電話しますか？〉と尋ねると、「時間がないんです」と答えた。そんな押し問答を繰り返した後、「じゃあ、電話してください」と、ようやく医師に電話をかけることになった。

　電話で私は、医師と家族の仲介役になった。医師は「大事な話を電話でできない」と言うので、私はその通り家族に伝えると、「じゃあ、いますぐ来てください」と言う。「診察があるから終わってから行く」と言う医師の言葉を伝えると、「こんな大事な話なのに！」と怒った。〈ほかにも患者さんはいますから〉と伝えると、「来るまでに時間はどれくらいかかりますか？」と聞く。医師はその問いには直接答えず、私に「普通の人だったら10分ぐらいで済む話だが、あの人たちだったら無理だろう」と答えた。私も医師と家族の間に入って、疲れて辟易していた。つい、医師の言葉をそのまま家族に伝えてしまった。〈先生は10分ぐらいで済む話かもしれないが、皆さんの場合には時間がかかるのではないかと言っていま

す〉と。こんなふうに言われて気を悪くしない人はいないであろう。しまったと思ったときはすでに遅かった。

　それから、攻撃の対象はカウンセラーである私に移った。「カウンセラーは違う立場の人だと思っていた！」「家族の立場に立てば、あなたも同じ気持ちになるはず。家族じゃないからわからないんです！」「普通だったら10分で終わる話が私たちだったら長くかかるなんて失礼じゃないですか！　先生の態度は馬鹿にしてる！　いまもこんな大事なことなのにすぐ来ないで」「カウンセラーは何もしてくれない！」と叫ばれた。〈何もしてくれないというのはどういうことでしょう。いまも10分だけ会いたいとおっしゃるから、突然の申し出だったけれど、こうして会っているのですが〉と、私の声も幾分大きくなっていた。

　結局、医師が来るまで2時間、私はカウンセリング室から出られなかった。最終的には医師と話し合い、納得してくれた。

　義崇さんに会いに行きたかった。翌日から連休で、いま会っておかないと、もう義崇さんに会えないことはわかっていた。最後のお別れをしたかった。病棟まで行ったが、病室には行けなかった。いまはあの家族に会いたくなかった。看護師から、家族は和やかに病室にいると聞き、家族との時間を邪魔しないほうがいいと判断して、義崇さんには会わずに帰ってきた。その判断は行きたくないための合理化であることはわかっていた。

　しばらくの間、義崇さんに会いに行かなかった自分を責め続けた。家族の気持ちをどうしてもっと受け止められなかったのだろうと、自分を責め続けた。

● もう割り切ってるんだ！

　忠次さんは、看護師が何をやっても怒鳴りつける人だった。すべてが気に入らないようだった。病状が悪化してくるにしたがって、私が訪問しても、「何もない」と一言言うだけだったり、全く無視されたりすることが続いた。苦しんでいる忠次さんに何もできないことがつらかった。自分も逃げているようで、ある日思い切って話してみた。

　〈あまり話をする気分じゃないですか〉「話すのも面倒なんだ」〈そんな感じなのかなと思っていました。話したいという気持ちになったときには

しっかり聞かせていただきますが、いまは、私が顔を出すことも煩わしいのかなと〉「嫌って、あんたたちの仕事なんだから来るなとは言えないでしょ。話すことがあれば話すよ」〈わかりました。でも苦しんでいらっしゃるように見えて、気になって〉「もう割り切ってるんだ！　葬式の話や火葬場の話までしてるんだ！　もう割り切ってるの！」と、忠次さんは大声で怒鳴った。気持ちとは裏腹な言葉だったがそれ以上何も言えなかった。その後も、訪ねても全く無視で、無能者扱いされているようできつかった。

　忠次さんとほとんどかかわれないことに、看護師たちに申し訳ない気持ちをもちながら、一方で、怒鳴られながらもケアができている看護師たちが羨ましいとさえ思った。でも、これは看護師からすればとんでもない言葉だろう。看護し続けなければいけない看護師たちの苦痛と疲労は、極限に達していたはずだ。私はひたすら耐えている看護師たちが、せめてナースステーションでお互いの気持ちを共有できるように支えた。

● **僕が素直になれなくて**

　和彦さんは下半身麻痺でがんが見つかった。突然の告知と急激な身体の変化についていけないだろうと、主治医からカウンセラーが紹介された。和彦さんは快く私を迎えてくれた。「心の中にためないで出すことは大切ですね」と言った。でもその言葉には無理が感じられた。私と、家族の話をして「楽しかった」と言うが、本当に楽しかったのだろうか。いまの苦しさを語ることはなかった。

　そのうち、自分からは語らず、私の問いかけに答えるのみとなった。会話が続かない。言葉に棘を感じるようになった。「変わりありません」「考えてもしようがない。まな板の鯉ですから」「大船に乗ったつもりでいます」「任せるだけです」。言葉と気持ちの明らかな不一致。突然、動かなくなった身体や他人に助けてもらわないと何もできない自分へのいたたまれなさ、怒り、絶望、悲しみ、歯がゆさ……。そういう気持ちをストレートに出すことも怒りを出すこともできない分、遠回しのシニカルな表現になってしまうのだろうか。私は、どう声をかければいいのかわからず、言葉が出てこない。役に立たないカウンセラー。役に立たない自分。役に立

たないカウンセラーを見ると、役に立たない自分を見ているようで余計にイライラするのだろうか。

〈気分はどうですか〉「気分的には、強がっているわけではないけど変わらない」〈強がっているわけではないけれど変わらない〉「だって、これからどうなるかわからないから、駄目なほうばかり考えても詮無いでしょ」。わざわざ"強がっているわけではない"と言うところに、強がっていることが逆に垣間見えてくる。けれども、これ以上触れてほしくはないという拒否が伝わってくる。そういう態度をとることで少しは気持ちが楽になっているのならいいけれど、そんなふうには見えなかった。怒りを出してもらうほうがまだましだとさえ思った。無視されているように感じた。

次第に、和彦さんの態度はもっと露骨になってきた。それまで家族や看護師と笑顔で話していたのに、私が訪室すると目を閉じたり、向こうを向いてしまう。傷ついた。そして嫌々、私の問いかけに答えているふうだった。和彦さんに会いに行くのは苦しかった。

和彦さんに会える最後の日。今日で最後だから、自分の気持ちを伝えたいと思った。拒否されるのが怖かった。でも伝えなければいけないと思った。〈今日でお会いできるのは最後なんで。何のお役にも立てなくて申し訳ない気持ちでした。私が来ることを和彦さんは望んでいないんだろうなって、苦しかったんです。でも、それは和彦さんの苦しみのほんの一部を感じていただけなんだろうと。すみませんでした〉。すると和彦さんは、「そんなことない。やってもらった。ありがとう」と言い、そして「僕が素直になれなくて」と付け加えた。〈和彦さんは決してそういう面を他人に見せない人だろうと思います。なのにそういう面を出さざるをえなくて苦しかったでしょう。私にぶつけてくれていたのならいいんですが……。ほんとにお役に立てなくて申し訳ありませんでした〉。私も和彦さんも涙で目を潤ませていた。こんなに素直な和彦さんは初めてだった。和彦さんのそこはかとない悲しみが伝わってきた。私はこれまでどこまで和彦さんの悲しみを感じていたのだろうと思った。

## 【1】防衛機制を理解する

人は自分にとって受け入れがたい出来事に遭遇すると、さまざまな苦痛

を伴う感情を経験する。その気持ちを和らげるために、無意識のうちに防衛機制という心理機制を働かせる。それは自分を守るための健康な力だ。

## ❶ 否認

　否認は防衛機制の1つで、現実を認めないことにより不安感を和らげようとすることだ。

　シュナイドマン（Shneidman、1973/1980、pp.7-9）は、キューブラー＝ロスの段階説が必ずしも死にゆく過程の段階ではないし、一定の順序があるとも思わないと述べており、否認について次のような見解を述べている。死に直面した人の心の動きは、定まった1つの方向に向かうというよりは、受容と否認の両極間を行き来しているというのだ。これは、臨床の中で日々患者に接している人にとっては、納得のいく見解ではないだろうか。がんであることを受容しているかのように言った人が、翌日には、自分の病気がなんなのかわからないと言う。患者から死を受容していることを素直に語られ、私たちも感動してその言葉を受け取った翌日には、昨日の言葉が嘘のように来年の計画を話され、私たちを戸惑わせる。しかし、患者は心の奥深いところで必死に自分との対話を続けているのだろう。受容と否認との間で揺れ動いているのだ。

　一方、死の受容に最終的に向かうという、死にゆく人の心理の5段階説を提唱したキューブラー＝ロス（1978/1982、p.21）も、「中には必死になって自分の病気を否認しようとする人がいる。彼らに対して我々にできる最大限のことは、この欲求を受け入れてあげることである。彼らは否認という機制を生涯にわたって使ってきたのであり、人生の終幕においても同様にそれを使うことを欲しているのである。彼らにとって尊厳ある死に方とは、その否認を続けることである。これもまた彼らの選択なのだから」と述べている。

## ❷ 置き換え

　置き換えも、否認同様、防衛機制の1つである。置き換えは、あることに対して抱いている感情を、無意識に別のもに移し替えることだ。たとえば、死にゆくことへの怒りや無念さを他者に向け、些細なことで怒った

りする。置き換えは怒りとして表されることが多い。和彦さんの場合は怒りは表面化されず、無言の拒絶という姿勢になった。

　ほかに、「退行」も患者によくみられる防衛機制だ。身体が弱ってくると、次第に自分のことが自分でできなくなっていく。特に排泄を自分で行えなくなる苦痛は計り知れない。「退行」は、葛藤を回避するために子ども返りすることだ。依存的になったり、家族や看護師をそばから離さなくなったりする。

　軽度の防衛機制であれば、そっとしておいたり見守っていればいい。しかし、あまりに強い防衛機制や長期に続く場合には、治療の対象となる場合もある。

◎

　人は、人が生きてきたように死んでいくといわれる。がんという病気にどう向き合い、どう意味づけていくかは、その人の生き方、すなわち、どういう歴史を歩んできたか、あるいは、それまで困難なことにどのように対処してきたか、家族や周囲の人たちとどのような関係を持ってきたかなどが影響する。忠次さんは、それまでの人生の中でもそうやって怒りを周りの人にぶつけてきた人だったようだ。利香子さんも否認することによって、家族の死に直面することを避けていた。それまでも恐らく生きにくさを感じていたであろうが、それでも通常の社会生活を営んできた人たちだ。家族の死という危機的状況の中で、その人のパーソナリティが顕在化したといえる。

　一方、ワイスマン（Weisman, 1972/1992, p.133）は、「死にゆく過程というのは、現在の認識や意味を変化させる移行の期間かもしれない。人間は必ずしも、生きてきたのと同じように、死んでいくのではない。明らかな人格の変化をきたし、終末段階において、より『成熟』する者さえいる」という。人間は最後の瞬間まで心理的に成長する力を持っていると信じたい。

　ある患者は退行や暴言が激しく、看護師は疲弊し切っていた。その患者が「ありがとう」と言って、息を引き取った。看護師がその一言で救われたのは言うまでもない。

## 【2】気持ちと行為を分けて考える

　終末期にある患者やその家族の怒りの奥には悲嘆がある。表面に現れている怒りという感情にのみ反応するのではなく、その奥にある本質を理解しようとすることが大切だ。怒りにしろ、過度な要求や依存にしろ、そうせざるをえない患者の苦悩には共感しつつ、しかし、行為に対しては毅然とした態度をとっていい。多様な要求に対して、できることとできないことがあることをしっかり伝えなければいけない。すべてに答えることはできないのだから。

　気持ちはわかるが、行為は認められないのだと、こちらのスタンスが看護師の中で明確になれば、看護師も楽になり、患者に向かう姿勢も変わるだろう。

## 【3】触れることの意味を自覚する

　触れることを巡って、人は深いところの感情を刺激される。利香子さんは、看護師に対する感情と違うものをカウンセラーである私には感じていたのかもしれない。触れることは非言語的コミュニケーションであり、言葉以上の深い意味や影響をもたらす。無自覚に触れることの危険性を教えてくれた事例であった。

## 【4】「ふんわりした楯」になる

　義崇さんの家族には、私は火に油を注いでしまった。あの場面では多分何を言っても無駄であっただろう。家族の理不尽な要求に振り回され、その奥にある苦悩を受けとめることができなかった。確かに、カウンセラーとして大事なことができていなかった。中井（2001、p.202）は、境界性人格障害とかかわるときは無私になることが大切だと言う。怒りを表出するケースにもそれは役立つであろう。相手が「するどい槍」になれば、こちらは「ふんわりした楯」になるという。これは、夜泣きしている赤ん坊を抱っこしながら、泣きやむのをじーっと待つイメージに近いだろうか。

　とはいっても、激しい攻撃を受けながら無私の境地になることは、私にはとうていできそうにない。"私というカウンセラー"を自分の前に置いて、"私というカウンセラー"のことを患者がいろいろ言っているんだな

あと、自分は後ろにいて感じているというイメージならもてるだろうか。それも、その場では難しそうだ。たとえうまくできたとしても、あとで、あのときよく耐えたね、えらかったね、と、自分の中のクライエント（患者の前でのカウンセラー）を自分の中のカウンセラーが認めてあげることが必要だ。もちろん、カウンセラー役に他者がなってくれて、聴いてもらうことはなおいい。"専門家としての自分"も"本来の自分"もどんなに分けようとしても自分の感情であることには変わりなく、怒鳴られれば傷つくのは当然であるから、ケアが必要だ。そうでないと、"専門家としての自分"と"本来の自分"が乖離したままの状態になってしまう。

　神田橋（2006、pp.31-34）は、サリバン（Sullivan HS）の「関与しながらの観察」を、相手を観察するのではなく、関与しながら関係の変化を観察し、関与しながら自分の内側を観察することだという。そのためには、関与している自分と観察する自分をスプリットさせなければいけない。かかわりの中でスプリットと統合を繰り返すことが大切なのだという。これもなかなか難しそうで、トレーニングが必要だ。

## 【5】自己一致

　私は和彦さんの態度に傷つき、苦しんでいる和彦さんに何もできないことへの無力さに苦しんでいた。自己一致の大切さはわかっていたが、それさえ和彦さんに受け止めてもらえないのではないか、自己一致は和彦さんのためになるのか、私の自己満足に過ぎないのではないかと悩んだ。悩み抜いた挙げ句、和彦さんとのカウンセリングの最終日、自分の思いを思い切って正直に伝えてみた。もはやそれしかできなかった。すると、和彦さんは「僕が素直になれなくて」と、初めて素直に気持ちを語ってくれた。私の苦しみが和彦さんの苦しみと繋がったのだった。和彦さんのそこはかとない悲しみが伝わってきた。ようやく和彦さんに寄り添えた気がした。

　患者から注ぎ込まれる感情を黙って受け取る時期も必要であろう。自分の中に生じる苦しみを受け止めることで、患者の苦しみを感じることができよう。しかし、もう一歩、アプローチすることが大事なときがある。私たちが自己開示することで、患者の自己開示も支えることができる。自分の苦しみや弱さを患者の前で認めることで、患者の苦しみによりいっそう

寄り添えるようになる。

## 【6】怒りを表す患者への直面化について

　死にゆくことへの怒りや無念さを否認し、その感情をスタッフへの怒りに置き換える人たちに直面化を促すことは必要なことだろうか。

　明智（2003、pp.74-77）はそのようなかかわりには疑問を呈している。患者の怒りを問題にするのであれば、その患者の背景にある、その究極ともいえる苦悩に気づいてもらうような方法をとることになる。それを行うことが、死を目前にした患者にとって、本当によいケアと言えるのか疑問だという。怒りの対象となっている人への心理的援助を行いながら、患者の怒りはそのまま受けとめるように努力すべきだという。

　死は究極の苦悩であり、死にゆく過程を医療者の思うように方向づけるべきではないという明智の言葉はもっともであると思う。ただ、本当に怒りをそのまま受け止めることがよいことなのか、正直私にはよくわからなくなるときがある。

　忠次さんのケースで、私がしばらくすっきりしないものを抱えていたのは、その人に一番伝えたかったことが言えなかったからもしれないと思う。本当にそれがあなたのしたいことなのだろうかと。忠次さんと向き合えなかった自分に、一番憤りを感じていたのかもしれない。それは忠次さんを1人の人間として、忠次さんと真摯に向き合えなかったのではないかと思うからだ。でもそれは、忠次さんからすれば大きなお世話かもしれない。

　一方、日常のあらゆることを被害的にしかとらえることができず、嫌みや愚痴ばかりを言い続ける患者がいた。黙って耐えてその場にいることが続いた。あるとき、今日はちゃんと向き合おうと思った。結果は散々だった。悪態をつかれ、私はひどく傷ついた。1週間後、その患者はそんなことがあったことを忘れたかのようだった。

　和彦さんの場合は違った。私の声が届いた。

　これらの違いは、個々の患者の違いと私との関係性によるものなのだろう。

　私は行動しないで後悔するよりは、行動して後悔したいと思っている。

自己一致を、自己開示を、大切にしたいと思っている。その問いをきっかけに、自分の真の声を発することができる人もいる。でも、明智が言うように、それはこちらの価値観でしかないのかもしれない。その問いから逃げないでいたい。これからも悩み続けるのだと思う。

### 【7】落ち込むこと

　私自身は怒りをぶつけられてどうやって立ち直っていったのだろう。自責感からどう立ち直っていったのだろう。

　私の特徴は落ち込むことだと思う。ある心理療法家から「落ち込むのは落ち込める能力」と言われてから、落ち込むことを肯定的に考えられるようになった。落ち込むことを自分に許してあげる。必ずそこから立ち直れるという自分への信頼もある。そのために、私は仲間に語り、聴いてもらった。「大変だったね、よく頑張った、えらかったね」と、包容され、共感してもらった。そうしてもらえることで気持ちが少しずつ楽になっていく。楽になった分、自分の中に余裕が出てくる。すると、あのとき、何が起こっていたのかを知りたくなる。それで解釈を求める。最終的にはスーパービジョンを受けて、区切りをつけてきた。

## 4.　看護師が二分されるとき

### 【1】何が起こっているのか

　対人関係を結ぶことが困難な患者の中には、看護師を二分して看護師をコントロールしようとする人たちがいる。つまり、患者が看護師を"良い看護師"と"悪い看護師"に二分するのだ。昨日まで良い看護師だった人が、今日は悪い看護師にされてしまうこともある。"悪い看護師"にケアされることを完全に拒否することもあれば、"悪い看護師"に暴言を吐き、"悪い看護師"がますますケアしにくくなる状況を作ることもある。

　このような状況の中で、看護師たちはどのような気持ちに陥っていくのだろうか。

　拒否された看護師は、看護師としての自分に自信を失ったり、受け入れ

られた看護師がその人のケアを多くやらなければいけなくなったことに申し訳なさを感じるだろう。あまりおおっぴらには言えないが、受け入れられた看護師への羨ましさや、もっといえば妬みの感情も起こってくるかもしれない。

一方、受け入れられた看護師は、受け入れられたといっても難しい患者であるから、自分もいつ怒鳴られるかもしれないと緊張し続ける。拒否された看護師に代わってその患者の担当になることが多く、負担は大きい。同時に、自分は患者からいまのところ怒鳴られることもなく好かれているようなので、拒否された看護師に対して申し訳なさを感じたり、優越感を抱くかもしれない。

次第に看護師同士の間でも葛藤が生じてくる。拒否された看護師は患者から受けた暴言で傷つき、「あの患者は恐い。なんとかしてほしい」という気持ちになっていくが、受け入れられた看護師は、「この患者はつらくてこういう行動に出るのだから、もっと理解してあげるべきだ」と、拒否された看護師を批判したくなる。

## 【2】看護師へのサポート

このような事態に直面したときに大切なことは、チームで話し合いをもつことだ。陰性感情も含めて、それぞれの気持ちを率直に出し合うことが大切である。そして、患者と看護師たちとの間で何が起こっているのかについて、現実を共有する。その患者の対人関係の取り方は、看護師を分裂させて看護師同士の間で葛藤や亀裂を生じさせるもので、自分たちが患者に振り回されている状況にあることを認識する。いま、何が起こっているのかを理解するだけでも、振り回されていた状況と距離を置くことができるようになる。このような状況では、看護師の中にさまざまな感情が湧いてくるのは自然なことであることを認めてあげよう。

患者から暴言を吐かれる看護師は、その患者のケアからはずしてあげることが望ましい。しかし、限られた看護師の数の中、それが難しい場合もある。その場合は、複数の看護師でその患者のケアに携わるなど、工夫が必要となる。

便宜上、良い看護師と悪い看護師という表現を使ったが、現実には良い

看護師も悪い看護師も存在しない。この患者にとっての役割だと思ってみるのもいい。この患者に関しては、たまたま「私は良い看護師」「私は悪い看護師」という役割を演じているだけなのだと思ってみる。"良い看護師"は"悪い看護師"がいてこそ成り立つ。全員が"良い看護師"では"良い看護師"は存在できない。"良い看護師"は患者にはとても大事な存在だ。一方、"悪い看護師"は、患者が苦痛に思うケアや態度は反省し、改善しなければいけない部分もあるだろう。しかし、"良い看護師"が良い看護を行うためには、その時間、ほかの看護師がほかの患者のケアを行い、病棟全体を観察していなければならない。そのような難しい患者のケアは長くかかることが多いからだ。つまり、"良い看護師"を続けるためには、ほかの看護師の支えが必要である。どの看護師もそれぞれが大切な役割を担っている。1人ひとりがかけがえのない存在だ。

こういう説明は、悪い看護師役になってしまった人の気持ちを楽にすることが多い。上述の説明が腑に落ちるようだ。一方、良い看護師役の人は、この説明をしてもあまり納得できない場合があるだろう。それは、"良い看護師"は患者と2者関係に埋没しやすいからだ。患者から信頼されている看護師は、「どうしてこの患者の大変さをほかの人はわかってあげないのだろう。わかってあげられるのは私だけだ」という思いに陥りやすい。だから、良い看護師役になったときに事態を理解するために、知識として前もって知っていることが助けになると思う。

## 5. 暴力を振るわれるとき

### 【1】怒りと暴力を混同しない

患者の怒りには意味がある。怒りの奥にある真の声を聴こうとする姿勢は大切だ。しかし、怒りと暴力は違う。暴力に対処できないのは未熟だからと判断しないでほしい。暴力は共感の閾を越えている。暴言も暴力の一種だ。暴言は怒りから生じるものであるが、ただわめき散らすこととは違って、相手の人格を痛めつけたり、貶めたりするものである。

患者も家族も、病気や死に対する恐怖で、普段の防衛機制が強調されて

しまうことがある。暴力の奥にある患者や家族の苦悩を知ることは大切だ。しかし、暴力そのものには毅然とした態度が必要だ。身の危険を感じたら逃げなければいけないし、警察に通報しなければならない。そういう態度が、実は患者や家族自身の尊厳を守ることになることを忘れないでほしい。それを可能にするのは組織の姿勢であり、管理者が暴力を振るう患者にしっかり直面することだ。看護師が、自分たちが守られていないと感じると、それは二次被害を受けたことになる。看護師を守ることが何より大切なのだ。

### 【2】看取りへの影響

　暴言を吐かれれば恐いし、傷つく。必要最小限のケアをするだけだと割り切らないと、自分を保てなくなるかもしれない。そういう患者が亡くなったとき、看護師の悲嘆は複雑になることが予想される。亡くなる前の意識レベルが低下した時期に、恐れることなくケアができる経験は貴重で、看護師の負担を和らげるようだ。一方、患者や家族の暴力が原因で退院という結果になった場合は、看取ることができなくなったことで不全感が残るだろう。

### 【3】スタッフのサポート

　院内で暴力事件が起こったときに、被害を受けた部署に配布したものを資料として挙げた（資料5▶p.228）。作成に当たっては、高橋ら（2004）の文献を参考にした。これは、後述する『患者に自殺された看護師のための資料』を改訂したものである。

　直接被害を受けた人も暴力を目撃した人も、ともに働く人も、すべて暴力の被害者だ。「あの場面が頭から離れない」というのは急性の心的外傷である。「その人の病室に入るのが恐い」「夜勤が恐い」など、そういった恐怖を抱えながら看護師は仕事を続けている。直接暴力の対象となった看護師は恐怖だけではなく、「自分の対応が悪かったからこんなことになってしまったのではないか」「みんなに迷惑をかけてしまった」などといった自責感をもってしまう。

　暴力が起こってしまったら、チームで頻回に場を設け、対処方法を取り

決めたり、自分たちの気持ちを表出し合ったりして、情報や思いや対策を共有することが何より大切だ。自分たちのつらさを共有することで、自分が1人ではないことを実感し、それが支えとなって、難しい患者のところに向かう力を与えてくれる。

　サポートグループを特別に設けることが時間的に難しい場合は、カンファレンスを活用したり、看護記録を書いている場で看護師たちに声をかけて、気持ちを聴いたりすることもできる。心的外傷を受けることもあり、特に、直接被害を受けた人には個別カウンセリングを行ってサポートすることが必要だ。チームの責任者は自分自身が被害者でありながら、スタッフを守らなければいけないという役目もあり、責任者のサポートも欠かせない。

　暴力を起こしやすい患者を前もって見立てることも対処に役立つ。私のこれまでの経験では、以下のようなリスクファクターが考えられた。①暴力の既往、②男性、③家族関係の希薄さ、④年齢が比較的若い（50～60代くらい）、⑤病気の経過が長い、⑥自分の気持ちを表現できない、⑦性格傾向（短気、自己中心的など）、⑧これまでの医療への不信感。

## 6. 患者が自殺したとき

● **看護師だって人間なんだから感情を押し殺す必要はないのよ**

　患者の自殺があった病棟のサポートグループのファシリテーターに呼ばれたことがあった。従来は自殺には触れようとしない風土が多かったのに、師長自らが語り合うことが大事だと判断したのだ。サポートグループは経験があっても、患者の自殺に遭遇した看護師のサポートグループは初めてだった。高橋ら（2004）を参考にしながら、資料を作り、進め方を考えた。

　まず「事実確認」を行った後、参加者に「考えたこと、思ったこと」について自由に語ってもらった。

　次に「いまの体調と気持ち」を語ってもらった。私が用意した資料（資料6▶p.230）を先に読んだこともあって、いまの自分たちの気持ちが異

常でも責められることでもないことがわかり、気持ちを出しやすかったように思う。「患者さんはどんなに寂しかったか。自分には何もできなかったのか」と、泣く看護師もいた。患者に直接かかわってきた看護師以外の人たちさえも、「夜勤が恐い」「自殺した患者の病室に行くのが恐い」といった恐怖を抱えながら働き続けていることを、涙を流しながら語った。自分を責める看護師に、ほかの看護師が「みんな大事な人だから」と伝えた。師長自らが泣きながら、自分も苦しかったことや、その中でスタッフを守りたかったことを率直に語り、「看護師だって人間なんだから感情を押し殺す必要はないのよ」と、スタッフに伝えた。

最後に、「これから活かせること」というテーマで話し合った。それまでの話し合いで重い雰囲気になり、どういう展開になるのか、正直私も不安だった。そんな中である看護師が、「患者さんには、これまでだって私たちはちゃんと向き合ってきたと思う。だから、それをこれからも続けるだけ。ただ、こういうことがあって一番思ったのは、助け合うこと。直接かかわって重い気持ちになっている人に代わって、余力のある人がやってあげる。そういうことが大事なんだと思った」と語った。素晴らしい気づきであり、チームを支える言葉だと感動した。

時間が来たので、「まとめ」として、一言ずつ参加者に語ってもらった。担当看護師の悔いに対して優しい言葉が届けられた。危機的状況のときには、仲間がその看護師の家に泊ってあげていたのだった。

私は〈皆さんの強さと優しさを感じた。自分だけがつらいんじゃない、みんなもつらいのだということを共有できたのではないでしょうか。いい仲間ですね〉と伝えた。こんなに頑張っている看護師たちが、これからも大切にされることを願った。

自殺ほど遺された者が苦しむ死に方はない。医療者は、自殺を防ぐことはできなかったのだろうかと自責感に苛まれ、さまざまな感情で深く傷つく。目撃者の衝撃は深く、心的外傷となることが多いだろう。それなのに自殺について語ることは、従来は病院ではタブーであり、極力触れないようにされていた。その結果、同じ病棟にいても真相がはっきりわからないという事態が起りうる。チーム間でも、そのことに触れてはいけないよう

な雰囲気がある。事実を明確に知らされることがない中で、いろいろな憶測が生まれる。関与した看護師は聴いてもらえる機会もないまま、1人で対処しなければならない。ましてや、ほかの入院患者に知らされることはまずない。しかし、医療者は隠しているつもりでも、患者たちは気づいている。

# 第3章 看護師をサポートする方法

　いよいよ最終章となった。遺族が自分たちのケアをすることで新たな環境に適応して生き続けるように、看護師も臨床を生き続けるために、自身をケアすることの大切さを理解してもらえただろうか。
　患者の苦悩を少しでも和らげたいと思っても、何もできず、立ちつくしてしまう。他者の苦悩を取り除くことはもちろん、和らげるなんてそんなに簡単にできることではない。それはあるときは傲慢な姿勢になってしまうだろう。それより、苦しみの中に留まって無力な自分を自覚し、ともに揺れることができることのほうがずっと大切なことだと思う。だからといって、自分1人で頑張る必要はない。自分の気持ちの対処の仕方を学ぶことや、看護師同士が支え合うことが大切だ。
　本書の最後を締めくくるこの章では、看護師をサポートする具体的な方法をいくつか紹介したい。患者に対して「あなたはあなたのままでいい」という姿勢を大切にするように、看護師にも「あなたはあなたのままでいい」と伝えたい。

## 1. 遺族のためのサポートグループ

　第Ⅲ部の冒頭で紹介した看護師の記述のように、遺族を対象としたサポートグループであっても、レビューでスタッフ同士が自分たちの思いを語り合うだけで、看護師自身が癒されるという現象が起こる。

### 【1】死別サポートグループの付加的効果
　死別サポートグループの付加的効果として、医療者への影響と患者への影響が次のように論じられている（Lorenz、1998）。
　緩和ケアに携わる医療者は多くの患者の死に直面し、それが医療者のバーンアウトを引き起こす誘因にもなる。医療者は、死別サポートグルー

プを組織する機会が与えられることによって、遺族が悲嘆から回復する過程に立ち会うことができる。それはかかわりの終結の感覚を引き起こし、医療者の役割を再強化でき、満足度を高める可能性があるという。

　一方、患者は家族を遺して死んでいくことが気がかりだ。死別サポートグループの存在は、自分が死んでも家族がケアされることを知り、安心感を与える場合があるだろう。

## 【2】遺族のためのサポートグループに参加した看護師の学び

　以下は、私たちの遺族のためのサポートグループに参加した看護師たちの語りだ。

・家族の精神的苦痛がこれほど多く残っているのだと初めて知った。
・これまでは患者の闘病生活が終われば、自分の看護は終わっていた。でも、私たちが行った看護は、家族にとっては闘病中のみではなく、その後の生活にまで影響しているのだとわかった。
・サポートグループは生きるためのケア。私たちは闘病中から死に対する思いやケアの方向性を話し合うことで、生きるためのケアの架け橋になると実感できた。患者はもとより家族と対話する時間をより作っていきたいと思った。
・家族がケアに参加できたことがよい思い出になっていることがわかり、そのような場を提供できるような配慮が必要だと思った。そして何より、患者の最期に家族がそこにいることが大切なのだと感じた。最期をどのように過ごせるかは看護師の気遣いで大きく変わると思う。
・自分と向き合うことの大切さを遺族から教えてもらった。
・教科書で学んできた「受容・共感」を、身をもって体験できた。一番大きな気づきは、常に「なんとかしなければいけない」と思っている自分に気づいたこと。なんとかしようと思う前に、その人に対する自分の感情を共感として伝えることが大切なのだとわかった。なんとかするのはその人の力。相手を信じ、話を聴くことで、その人の力やその人の中の答えが引き出されるのだと学んだ。これまで話を聴くのが苦手だと思っていたのは、なんとかしなければいけないと思っていたからだった。い

**表 11　遺族のためのサポートグループによる看護師の学び**

①**家族ケアの大切さを知る。**
　遺族の語りを聴くことによって家族の思いを知り、家族もケアの対象としてみることができるようになる。

②**自分たちのケアをふり返り、評価し、これからのケアに活かすことができる。**
　遺族から患者の思いや家族の思いを聴くことによって、自分たちのケアを見直すことができる。

③**ケアの継続性を実感できる。**
　患者が亡くなった時点でケアが終わるのではなく、その後も家族のケアが継続されていくことを実感することができる。

④**患者は亡くなってしまったが、遺された家族が生きていくためのケアを再び行える。**
　患者を看取ることはつらく、悲しい。しかし、遺された家族が生きていくためのケアを続けられることは、看護師のやりがいを高める。

⑤**悲しみを乗り越え、生きていけるようになっていく遺族のプロセスに勇気づけられる。**
　遺族の成長のプロセスを観察し、人間への信頼が高まる。それが、自分自身への信頼にも繋がる。

⑥**グループの中でのカウンセラーのかかわりやグループ後のレビューから、カウンセリング的なかかわり方をカウンセラーから学ぶことができる。自分たちで運営する場合は、カウンセリング的なかかわりを試す場になる。**
　「傾聴」「受容・共感」「沈黙」「支えること」などの大切さを実感できる。

ま、自分がとても楽になった。
・ふり返りでいろいろな思いを語り合うだけで、私自身の気持ちがスッキリして癒されていることに驚いた。

　看護師が遺族のためのサポートグループに参加することや、それを運営することで得ることができるであろう学びを、表 11 に示した。看護師は、患者が亡くなった時点でケアが終わるのではなく、その後も家族のケアが継続されることを実感する。患者を看取ることはつらく、悲しい。し

**表12　緩和ケアにかかわる人のためのエンカウンターグループの案内文**

> 　緩和ケアとは、がんなどの進行性や慢性の病を抱える患者や家族の持つ全人的なニーズに答え、チームでかかわっていくアプローチです。また、この考え方はどんな病気や障害を持った人たちにかかわるときでも大切なものです。慢性疾患、がん患者、特に終末期の人とともに在るということは、医療者にとってもとても大変なことです。同僚やほかの専門職との間でも葛藤があるでしょう。あなたは疲れていませんか？
> 　課題やテーマが設定された従来の研修とは異なります。多忙な日常からちょっと離れて、自然の中でゆったりと語り合ったり、自然を散策したりしながら、自分らしさを取り戻してみませんか。たまには自分のために休息の時間を取ってあげてください。患者さんとのかかわり方で困っている人にとっても、きっと何かヒントを得られることでしょう。
> 　緩和ケアにかかわっている、あるいは関心を持っている医師、看護師、ソーシャルワーカー、カウンセラー、ボランティアなどを対象とします。山中湖と富士山の自然と温泉、美味しいお料理で、民宿の家族も心からもてなしてくれるでしょう。ご参加を心よりお待ちしております。

かし、遺された家族が生きていくためのケアを続けられることは、看護師のやりがい感を高める。また、悲しみを乗り越え、生きていけるようになっていく参加者の成長のプロセスに勇気づけられる。

## 2. 緩和ケアにかかわる人のためのエンカウンターグループ

　私は、「緩和ケアにかかわる人のためのエンカウンターグループ」を、毎年11月に3泊4日のプログラムで行っている。表12はその案内文だ。
　看護師の参加が一番多いが、ほかに、医師やソーシャルワーカー、カウンセラー、看護や臨床心理を専攻している学生・院生、教師、一般の人たちが参加してきた。朝から晩まで特別なテーマは決めずに、自由に話し合う。合間には、すぐ近くにある温泉に入ったり、山中湖の周りを散策した

りする。

　実は、何より感激するのは富士山だ。セッションの部屋からは、富士山が間近に大きく見える。11月末はこの辺りはもう寒く、ストーブをつけてのセッションになるが、富士山がとても綺麗に見える時期だ。しばし、富士山に見とれることもある。どんなに見ていても飽きない。黙って見ているだけで、不思議と気持ちが癒されていく。ファシリテーターは私が務めているが、一番のファシリテーターは富士山ではないかと思う。

　グループでは自然な形で、誰もが話を聴いてもらうクライエントの立場になったり、他者の話を聴くカウンセラーの立場になったりして、ケアされたり、ケアしたりという体験ができる。普段、ケアする立場で、自分がケアされることをほとんど経験してない看護師にとって、自分がケアされるという体験は特に貴重だ。

　苦しんでいる患者に何もできない自分を責めていたメンバーが、ほかのメンバーに、苦しんでいる自分とともにいてもらって、自分の語りを聴いてもらうこと自体が、どれだけ癒されるか身をもって体験する。死を恐れている自分に気づき、それは人間として自然な感情であることを認められるようになる。これまで誰にも語ることができなかった心の傷を語り、受け止めてもらう。それほどの傷つきを体験しながら、しかも誰にも相談できず、自分1人で背負いながら、よく看護師を辞めないで頑張ってきた、よくここまで生き抜いてくれたと、涙が止まらなくなることはしょっちゅうだ。

　このグループが、話すことを強制されることもなく、自分がいたいようにいられる環境の中で、自分自身を休ませてあげる場であり、自分自身に優しくしてあげる場であり、自分自身を大切にする場であってほしいと願っている。そうすれば、厳しい現実を生き抜いていく力を取り戻すことができると思う。ある参加者が「ほっこりした気分」と、感想を語ってくれたことがある。毛布にくるまってセッションに参加していると、ほっこりした気分になったという。それは毛布の暖かさであり、ともにいる人たちの温かさでもある。母親の懐に抱かれているような安心感であったかもしれない。

　残念なことは、参加者が少ないことだ。不成立になる年もある。休日や

祭日を入れて日程を組んではいるが、4日間連続して休みを取ることが看護師には難しいのだと思う。1日短くすることも考えたが（実際にやってみたこともあった）、1人ひとりの語りを丁寧に聴くためには、いまの日程が必要だと思ってきた。看護師を対象とした研修が多いことも原因かもしれない。具体的に学べることがはっきりしていて、知識を得られる研修のほうが実際的に思えるし、参加しやすい。エンカウンターグループは、参加するにはちょっと勇気が必要かもしれない。でも、4日間休みを取る意義はあり、ほかの研修では得られない大切なものを実感できると信じている。

## 3. 事例検討

ここでは、「ナラティブの視点を用いた事例検討――語ることによる学びとその重要性」（広瀬、2010）を一部改訂し、事例検討について語りたい。

### 【1】事例検討の誤解
皆さんは普段、どのような事例検討を行っているだろうか。患者・家族の情報に関する質問や、看護計画・看護過程への批評が大半を占めていないだろうか。看護師が患者に何ができたか、何をできなかったか、という一方通行の議論に始終していないだろうか。

事例を提供して、後味の悪い思いや不全感、落ち込み、自信を失った経験をした人は少なくないと思われる。確かに事例検討の目標は、事例についての理解と看護計画の評価を行い、今後の看護実践の方向性を明らかにすることだ。しかし、忘れてはならないのは、事例提供者を支えることである。事例検討が、事例提供者が自身の実践をふり返り、事例に直面して学ぶ力を支えられるものでなければ意味がない。

### 【2】事例の局面
それでは、多くの事例検討に欠けているものはなんなのだろう。

宮本（1997、pp.157-177）は、看護事例には「患者」「看護者-患者関係」「看護者」「臨床状況」の4つの局面があると述べている。
　「患者」という局面には、患者の精神症状や行動特徴、心理状態、患者の価値観や知識体系が含まれる。「看護者-患者関係」という局面には、看護者と患者との間に生じている対人関係の全体が含まれる。そこには看護者から患者へ、そして患者から看護者への、無意識的な反応と意識的な働きかけが含まれているといわれる。「看護者」という局面には、看護者自身の疾病観、患者観やその背景にある知識体系、患者への態度や行動の背景にある価値観が含まれ、それは看護者のパーソナリティを意味する。最後の「臨床状況」という局面には、病棟のあり方の特殊性や医師との関係を含めた人間模様など、個人を越えた組織の問題が含まれる。

### 【3】事例検討のグループダイナミクス

　事例の局面に加えて、事例検討にとってもう1つ重要なことは、事例検討のグループダイナミクスだ。事例検討の主役は提供者だけではなく、参加者全員である。ほかの参加者も事例検討を通して、自分自身をふり返ることができる。それには2つの意味がある。1つは事例から自分の臨床をふり返るという意味だ。もう1つは事例検討会というグループの中で、自分がいま、どのようにほかの参加者とかかわっているかということから、自分の対人関係パターンをふり返るという意味である。
　宮本ら（1995）は事例検討会のグループダイナミクスに焦点を当てて、参加者の態度と相互作用の特徴の明確化を図った。その結果、参加者の態度は、事例提供者に対して肯定的か批判的か、思考様式が動的か静的かに応じて、「支持型」「査定型」「直面化型」「統合型」の4種類に分類された。特定の個人がいつもこの態度を固定的に表すわけではなく、議論の流れや参加者の組み合わせによって、どの態度を取りうるかが変化する。

### 【4】私が行ってきた事例検討

　私は、大学院のコンサルテーション論の授業の中で、事例検討を1事例につき1時間程度、グループスーパービジョンという形で行ってきた。その場では、全員がスーパーバイザーであると同時に、全員がスーパーバ

**表13　事例検討会の参加者の役割**

〈事例提供者の役割〉
①自分のこととして語る。
②自分の思いや感情を率直に語る。
〈ファシリテーターの役割〉
①グループ全体の動きを見る。
・グループの流れ：行き詰まり感、事例提供者の話題からずれていっていないか
・事例提供者とメンバーの様子：つらそうにしている人はいないか、話を遮られた人がいないか、話したそうなのに話せない人はいないか、話に入れない人はいないか
〈メンバーの役割〉
①事例提供者の話をわかろうとする。
・話を聴くときに必要な姿勢：共感的理解、無条件の肯定的配慮、自己一致
・さまざまなスキルを用いる：共感、明確化、確認、問いかけ、直面化

イジーだ。参加者全員が看護においては専門家であり、そういう参加者が対等な立場で率直に語り合えることができれば、従来の1対1のスーパービジョン以上の学びを得ることができると考えている。

　看護師の1日研修では午後をグループワークに当てている。「患者とのかかわりでうまくいかなかったケース」「つらかったグリーフ体験」など、研修のテーマに合わせてグループワークのテーマを決める。6名ずつのグループで、全員に、事例提供者とファシリテーター、それ以外のメンバーを順番に経験してもらう。解決済みではなく、いまだにつらい気持ちや引っかかりを抱えている事例で、グループの中で話せると思えるものを選んでもらう。1人の持ち時間は20分と短い。20分で問題を解決しようとするのではなく、語り、聴いてもらえたことで、気持ちが楽になったり、癒される体験をしてもらったりすることが目的だ。ミニ事例検討会兼ミニサポートグループと称している所以である。1人のケースが20分では短すぎると思われるかもしれないが、ほとんどの人が上手にこの20分を使

うことができている。

　グループを行うに当たっては、参加者の役割を提示する（表13）。事例提供者には事柄だけを話すのではなく、自分の感情をできるだけ素直に語ってもらう。ほかのメンバーは、事例提供者の話を傾聴することに努める。ファシリテーターも傾聴する姿勢は必要だが、ここではグループ全体の動きをみるということを経験してもらう。メンバーには普段と違う自分に挑戦してもらってもいい。たとえば、普段よく喋る人は、あるセッションだけは敢えて話さないようにしてみようとか。その逆もある。いままで気づかなかったことに気づける機会になるかもしれない。

　事例検討でも、上述したエンカウンターグループと同じようなことが起こる。これまで誰にも話さずたった1人で抱えてきたことを初めて語る人もいる。よく1人で抱えてきた、よく看護師を辞めないで頑張ってきたと、胸が熱くなることがたびたびある。涙が出て戸惑っている人に、ほかのメンバーが「泣いていいのよ」と肩を抱く。一緒に涙を流す人もいれば、その人が苦しんできたことに、当事者に代わって怒りを表す人もいる。それまで自分を責め続けてきた人の意識が変わる。1人ぼっちで苦しんできた人が、話して気持ちが楽になったと言ってくれる。

　すべての人が同じような体験をするわけではないし、研修に対するモチベーションによっても体験することは変わってくる。しかし、上述のような経験をする人たちがいると、これからもこの企画は続けたいと思う。

## 【5】ナラティブの視点からみた事例検討

　事例検討では、事例を語る事例提供者と、その語りを支える聴き手としてのメンバーたちの姿勢が重要となる。事例提供者は、できるだけ率直に自己を表現することが前提となる。率直な自己表現が自己理解、自己成長に役立つのだ。

　どれだけ率直に自己を表現できるかは聴き手の姿勢にも強く影響を受ける。事例提供者は、メンバーが自分を理解しようとしてくれていると実感できることで、自由に伸び伸びと話ができる。メンバーの問いによって事例提供者の語りが引き出される。事例提供者の中にすでにあっても意識されていなかった世界が、メンバーの問いによって意識化されていく。

ナラティブの視点から事例検討をみた場合はどうであろう。

　ナラティブには、「語り」と「物語」という二重の意味が含まれている（野口、2002、pp.20-22）。クライエントの語りから、聴き手との対話によって新しい物語が創造され、共同で新しい「物語としての自己」が構成されていく。再構成された物語によって、人生の出来事がいままでとは異なる新しい意味のコンテクストへと関係づけられる。ナラティブセラピーでは、セラピストの姿勢は「無知のアプローチ」（野村、1999、pp.167-186）といわれる。

　事例検討では、まずは、メンバーが常に持っている自分の経験に基づく偏見を事例提供者に押しつけることなく、つまり、事例提供者の語りを否定したり、一方的に判断したりしないで、事例提供者に耳を傾ける。このような傾聴を基本とした上で、ナラティブアプローチの特徴は、無知のアプローチにある。これは、聴き手の中に先に正解や評価の基準があって質問するのではなく、自分が知らないから語り手に聴く「無知の問い（治療的問い）」だ。メンバーの無知のアプローチによって、事例提供者はいまだ語られていない物語を開花させることができる。

　事例提供者は語りをそのまま受け止めてもらえることで、自身の感情に気づき、感情を認められるようになり、経験の意味が変化する。そのことによって、今度は患者・家族に自分の感情を表現できるようになる。これが、ケアのゴールとしての自己一致だ。無条件で受け止め、支持してもらえることで、メンバーの査定や直面化にも向き合えるようになり、看護師としての成長の機会となる。

　さらに、事例検討では、語り手と聴き手は固定しない。事例提供者以外のメンバーも語り手となりうるし、事例提供者も聴き手となりうる。グループダイナミクスによって、事例検討のメンバー全員に成長の機会が与えられる。

　看護師は自分の経験を語る場をほとんど持っていない。語られることのない物語は意味を付与される機会を失い、物語とともに自分の感情も抑圧されたままになる。事例検討は、看護師が臨床を語る貴重な機会になる。

## 4. デスカンファレンス

　事例検討より身近なものは、デスカンファレンスであろう。特に緩和ケア病棟であれば、デスカンファレンスはほとんどのところで行われているはずだ。ここでは、『デスカンファレンスとは何か——意義と実際』（広瀬、2010）を元に、デスカンファレンスについて語る。

### 【1】デスカンファレンスの目的と意義

　デスカンファレンスの目的は、亡くなった患者のケアをふり返り、今後のケアの質を高めることにある。ディスカッションを通して、看護師個々の成長を支援することにもなる。

　デスカンファレンスでは、入院までの経過と入院中の経過について紹介した後、ポイントにそってディスカッションが行われる。そのためにさまざまな評価ツールを取り入れているところもある。デスカンファレンスシートを前もって作成し、検討項目にそってディスカッションを行うことは多くの現場でなされているだろう。たとえば緩和ケア領域では、ポイントとして、「症状の緩和」「精神的ケア」「家族へのケア」などを挙げ、自分たちが「できたこと」「できなかったこと」「問題点」などをディスカッションする。

　解決できなかった問題をふり返り、どうすれば解決できたのかを話し合うことは、今後、同じような問題に直面したときに、その知見を活かすことができる。問題を解決できないまま患者が亡くなった場合は、看護師の中に後悔や無念さや無力感しか残らないことがある。現実の中ではできることとできないことがあることを共有し、ケアの限界を認めることで、逆に、できたことが改めて見えてきて、それが自信にもなっていく。

　参加者は看護師だけの場合もあるだろうが、緩和ケア領域であれば、医師や他職種とともに行うことが多い。患者のケアには多職種がかかわるので、他職種とのデスカンファレンスは、お互いのわだかまりや考え方のズレを調整できる場になり、チーム医療の質を高めることにもなる。

　このようにデスカンファレンスは、ケアを評価してこれからのケアに活

かすことができる、患者・家族の理解が深まる、患者は亡くなったけれど遺された家族へのケアの計画を立てられる、医師と看護師の考え方のズレが明らかになってお互いの理解が深まる、スタッフ間で気持ちを共有できる、専門家としての自信を回復できるなどの意義がある。

　しかし、デスカンファレンスは多くの現場で有効に行われているだろうか。実りある会になっているだろうか。不全感や、あるいは傷つきを経験したことはないだろうか。本当に、よりよいケアを提供していくための自分たちの力になっているだろうか。以下に、デスカンファレンスの問題点について考えてみる。

## [2] デスカンファレンスの問題点とその対処法
### ❶ 医師中心のデスカンファレンス
　医師とともにデスカンファレンスを行う場合、たとえ司会を看護師が務めたとしても、医師がほとんど場を仕切り、医学的な説明など、医師の発言ばかりで終わってしまうことがある。カンファレンスの目的を医師に十分理解してもらう必要があるのはもちろんだ。それでも、潜在的に看護師に対して優越感を持ち、知識を教えなければいけないと思っている医師の場合には、そう簡単に態度は変わらないかもしれない。一方、看護師が医学的な知識が乏しいというコンプレックスを持っていると、自分が思っていることは間違っているのかもしれない、知識がないだけかもしれないと思って、発言できなくなる。医師の発言を止めてまで話す勇気もない。
　看護師が主体的に発言できるようになるまでは、司会者が発言者を指名したり、必ず一言は発言しようとういうルールを決めておいたり、あるいは本番の前に、どういうふうに自分たちの意見を伝えるかを看護師だけで話し合う前座のカンファレンスを行ったりなど、工夫が必要になる。とはいっても、ケアに関しては看護師が専門家なのだという自負をもっともってほしいと思う。そして、ケアの視点から堂々と意見を述べてほしい。

### ❷ 医師が責められているように感じるデスカンファレンス、医師が自己防衛するデスカンファレンス
　このような状況は、もしかしたら緩和ケア領域で多いのかもしれない。

緩和ケア病棟では、一般病棟より看護師の割合が医師の数に比べて多い。緩和ケア病棟はケアが中心となる病棟だ。看護師が、医師と対等な立場で話し合いに臨める力を発揮できるようになることは重要だが、それが少数派の医師を責めるような構図になってしまうと、共有ではなく、対立関係に陥ってしまう。その背景には、看護師の無力感を、医師を責めることで置き換えるという防衛機制が働いている場合もある。

　一方、看護師としては、「セデーションの方法はあれでよかったのだろうか」「痛みのコントロールをうまくできなかったのがつらかった」と、自分の引っかかりをただ率直に語り、医師の考えも聞きたいだけなのに、医師が過剰に反応し、まるで自分が責められているかのようにとらえ、医学的な事柄を喋り続けて弁明する場合もある。この背景には、本当は医師自身が苦しみ、自分を責めているのに、看護師が医師である自分を責めていると思い込んでしまう、いわゆる投影という防衛機制が働いているかもしれない。そのような行動の奥では、医師自身が無力感を抱えているのだ。

　投薬や手術のように、相手に積極的に働きかけて相手を変える、つまり、治すことが本来の医師の生業だ。患者が亡くなることは、医師としての自分の無力さを突きつけられることになる。緩和ケア医といえども、そのようなジレンマを解決するには時間を要するだろう。

　患者や家族の認識のとらえ方にずれがある場合もある。患者や家族は、看護師には医師に語ることとは別の思いを漏らすことが多いからだ。

　チーム医療では、職種内および職種間の葛藤やコミュニケーションのずれが生じやすい。それらの危険性を自覚し、お互いの価値観や葛藤や弱さを率直に出し合って共有するための対話が必要だ。他者に自分の考えを押しつけるのではなく、まずは相手の立場を理解し、相手の考えを聴くことから対話は始まる。それが自分たち自身のケアになるとともに、患者・家族を理解し、尊重したケアを発展させていくことにもなる。ケアの基本は患者・家族との対話だ。同様に、チーム医療の基本も、医療者同士の対話である。対話を通してしか相手をわかることはできない。

### ❸ 当事者不在のデスカンファレンス

　看護師は交代勤務のため、デスカンファレンスに全員が参加することは不可能だ。しかし、患者や家族とのトラブルに巻き込まれた当事者が不在のまま、デスカンファレンスを行うことは、十分な配慮がなされないと危険を伴う。たまたま、その日の担当であったために、家族から罵倒され、誰よりも深く傷ついているのに、自分のいないところでデスカンファレンスが行われ、事務的に対策を話し合われたとしたらどうだろう。あとで、デスカンファレンスの記録でそれを読んだ当事者はどんな思いだろうか。自分が経験したこととはあまりにかけ離れた記録にしか見えないかもしれない。その後、自分の思いを誰にも語れないまま、自分の感情を押し殺し、看護師を続けていくことがどれだけ悲痛なことかと思う。

　確かに、デスカンファレンスに同席すること自体が当事者にとって負担になることもあり、そのように判断して、あえて当事者がいないところでデスカンファレンスを行う場合もあるだろう。その場合は、当事者の立場に寄り添ったディスカッションが何より重要であり、当事者を個別にケアしていくことが上司の役割となる。

### ❹ 感情を表現することをよしとしないデスカンファレンス

　ケアしてきた患者が亡くなるということは、医療者にとっても深い喪失だ。しかし、カンファレンスの場で、感情を語ることはよしとされない暗黙のルールがあるように思われる。カンファレンスの場は理性的に語ることがよしとされるのだ。泣きながら思いを語る看護師がいたりすれば、共感する人がいる一方で、戸惑って何も言えなくなったり、自分が責められているように感じて弁明したり、カンファレンスの場で感情的になるのはよくないと諭す人がいるかもしれない。情緒的に不安定になっているというレッテルを貼る人もいるかもしれない。しかし、本当は誰もがつらい思いを抱えていて、ただ、その感情を必死に抑圧しているだけではないだろうか。

　限られた時間の中では、なかなか十分な気持ちの共有は難しいかもしれないが、少なくとも、デスカンファレンスの場が医療者同士の支え合いを促進する場としても機能できたらと思う。

### 【3】亡くなった患者のことを語ることの重要性

　デスカンファレンスについて述べたことは、日々のカンファレンスでも重要なことだ。日々のカンファレンスや日々のコミュニケーションでも、お互いがこのような姿勢を大切にできれば、患者・家族とのかかわりをそのたびに修正でき、デスカンファレンスの時点で感じる心残りが、少しは軽くなるのではないだろうか。

　最後に伝えたいことは、亡くなった患者のことを思い出して語ること自体の重要性だ。デスカンファレンスは思い出話だけで終わっていいものではない。けれども、思い出話をすることは大切な喪の作業だ。語ることが、大切な人を亡くした私たちの悲嘆を回復へと導いてくれる。遺族にとって、泣くことや語ること、怒りを表出することは、悲嘆から回復していくために大切な営みだ。それは私たち看護師にとっても同様ではないだろうか。そして、亡くなった患者のことを思い出すことはその人を尊重することを意味し、それが1人ひとりの患者を大切に思う私たちの姿勢に通じるのではないだろうか。

　日々のカンファレンスでお互いの意見や気持ちを率直に伝え合い、治療やケアの方針の考え方のずれを調整できるようになれば、デスカンファレンスでは治療やケアの評価を中心に行えるようになる。そうすれば、デスカンファレンスの中でも、医療者の悲嘆作業の時間をもっと持つことができるようになると思う。

## 5.　自己一致の方法

　前章で自己一致の大切さについて述べたが、ここでは看護師をサポートする方法の1つとして、より具体的な自己一致の方法について述べる。

### 【1】自己一致の2つのステップ

　自己一致とは、その瞬間に自分の中に流れる感情や態度に開かれていることを意味する。つまり、自身の内奥で経験されつつあることと認識されていること、および、患者に表現されることとの間に密接な一致が存在す

ることだ。自己一致が、純粋性とか真実性ともいわれる所以である。
　私は、自己一致を2つのステップに分けて考えた。

❶ ステップ1：自分自身を受容する
　たとえば、患者に無理なことを要求されたり、怒鳴られたときでも、看護師は患者に怒りや否定的な感情を感じることはいけないことだという自己認識のもとに、自分がいま、まさに経験している怒りという感情を否定するかもしれない。これは、経験と認識との不一致の状態だ。内面では患者を受け入れられないのに、自分の怒りを懸命に抑えて、患者を受け入れようとする。それはとても不自由で不自然な状態で、苦しいことだ。実は、このように自分の真の感情を抑え込もうとする状態では、エネルギーは自分の内側に注ぎ込まれ、患者に向き合えなくなる。
　自己一致のステップ1は、（この人に怒鳴られて、私はいま、この人に怒りを感じているんだな）（私はとても傷ついている）（悲しいな）（困ったな）というような自分の感情を、まずは認めてあげることだ。無条件の肯定的配慮は他者を受容することだが、自己一致は自己を受容することである。

❷ ステップ2：この気持ちを患者に言葉で表現してみる
　さらに、この気持ちを患者に言葉で表現できれば、自己一致はさらに進む。
　そのとき、「あなたが悪い」「あなたは困った人だ」と言ってしまうことは、相手にレッテルを貼ることになる。それは相手の怒りを助長し、コミュニケーションは閉ざされてしまう。そうではなく、自分が経験していることを率直に伝えることが自己一致だ。たとえば、「どうしたらいいかわからなくて困っています。あなたも実はどうしたらいいのかわからなくて困っているのではないでしょうか」といった具合である。
　その場で自分の気持ちを率直に伝えることは難しいだろう。そういうときはせめて、自分の中で自分の感情を認めてあげてほしい。その場で自分の感情を認めることが無理なら、あとでその場面をふり返って「傷ついたよね」「恐かったよね」と、自分の気持ちを認めてあげてほしい。

患者が興奮しているときは何を言っても無理かもしれない。第2章の鉄平さんの事例では、無理難題をふっかけられ、説明するとますます怒鳴られたことがあった。〈そんなふうに言われると悲しい〉と伝えると、「悲しいじゃなくて！」と返されたことがある。しかし、自分の気持ちを伝えることで、たとえ患者には受け入れられなくても、ドキドキしていた自分の気持ちが落ち着き、自分の気持ちと間を置くことができた。それは2人の間に適度な距離を置くことができたともいえる。そういう私が〈すべてを叶えることはできない。できることとできないことがあるから〉と伝えると、それに対しては鉄平さんは反論しなかった。

また、和彦さんの事例では、自分の苦しみを率直に伝えたことで、和彦さんも初めて素直に自分の気持ちを語ってくれた。

自己一致で気をつけなければいけないことは、自己一致が相手への批判になってはいけないということだ。直面化（対決；confrontation）は、根底に受容がなければ単なる批判になってしまう。批判されれば人はますます防衛的になって、他者の言葉を素直に受け取ることはできない。相手がそうせざるをえない気持ちは受け止めた上で、敢えて現実や問題を提示することが直面化になる。

## 【2】自己開示のヒント

自分の気持ちを率直に伝えるために、すなわち自己開示のためにどういう言葉を用いるのがよいであろう。

### ❶ 不思議に思う

成田（1999、p.20）は、明確化や直面化という技術の出発点は、治療者が不思議に思うことであるという。自己一致の言葉が相手への批判として受け取られないようにすることが大切だと言ったが、「不思議に思う」という言葉は柔らかな響きがあると思う。成田（1993、pp.208-210）はまた、「困ったときは正直に言う」「わからないことは患者に聞く」といっている。

❷ "I feel"

　成田（1993、pp.59-65）は、精神分析医であるレベンソン（Levenson）のいう、治療者が患者を解釈するときの4通りの言い方を参照しながら、以下のように説明している。これは、患者が治療者に怒ってくるときに対応する言い方である。

a. "You are a psychopath who is always angry."（「あなたはいつも怒ってばかりいる精神病質者だ」）
b. "You are angry."（「あなたは怒っているんですね」）
c. "You feel angry here and now."（「あなたはいま、ここで怒りを感じていますね」）
d. "I feel angry here and now."（「あなたに怒られているようで、私の中にも怒りが沸いてきて困惑します」）

　aの言い方が最も治療的ではないという。なぜなら、"You are a～"という言い方は相手を分類し、相手にレッテルを貼ることになるからだ。治療者の不安が高いとこうなりやすいという。一方、dは最も正直で治療的になりうる言い方であるという。「あなた」ではなく「私」を主語にして、「私」の気持ちとして話す。それはまさに患者の気持ちでもあり、患者に代わって治療者が言語化していることになる。「怒りが沸いてきて困惑します」というところだけを呟いて、それが患者の気持ちになっていることが理想であるという。

　成田は、医師に対する看護師の反応の事例を挙げている。

a.「この医師は治療方針も立てられない無能な医師だ」
b.「この医師は患者に対して治療方針が立てられないでいる（この患者については無能な）のだな」
c.「この医師はよい考えや工夫がなくて困っているんだな。私が助けてあげなくては」
d.「治療方針がもっと具体的に示されないと、患者にどう接してよいかわからなくて不安になるわ」

　dは医師自身の気持ちにほかならない。医師の気持ちを看護師の心が共有し、医師に代わって言語化してくれている。「不安になるわ」という看護師の言葉には主語はない。主語は看護師であり、医師なのだという。こ

ういう点が日本語は便利だ。

### ❸ 理想的自己開示

　神田橋（2006、pp.27-34、120-122、125-126）が理想的自己開示について述べているものを以下のようにまとめてみた。

a. 治療者が自分の中に起こってきている感情や考えや連想や思いつきなどを提示する。
　「これは私とあなたが作っているこの場を理解していくのに役に立つヒントになるのではないかしら」。
b. 相手の自己開示を誘惑するようになされるのがいい。
　患者「いや、私はこんなふうに感じているけど」。
c. 非難は駄目。なぜなら非難になったら相手が縮む。
　「あなたはもう気がついているかもしれませんが」「うすうす気がついているかもしれませんが」（このような枕詞をつけることで、その後に続く言葉が相手に柔らかく伝わるだろうし、こちらの緊張もいくらか緩和されるように思う）。
d. 抽象的、概念的言語ではなく、感情や体験に近い言葉で言う。
　「悲しい」「なんかつらかった」「胸がキュンとなった」。
e. 細やかな自己開示：素人の気持ちを忘れない。
　（希死念慮のある患者に対して）「あなたが死んだら私は非難されるし、がっくりするし、どうしようもない。だから死なないでほしい。だけど、それだけではないような気がするの。それ以外にも、生きていてほしいと思う気持ちが私の中にあるのよ」。

　神田橋のいうように、素人の気持ちを忘れず、いま、まさに感じている自分の感情や体験をそのまま素朴に言葉にしたほうが相手に伝わりやすい。きちんとした文章で言うよりは、「困ったな……」「悲しくなっちゃった……」などと、ぼそぼそと言ってみるのもいいように思う。

## 6. 看護師のためのセルフサポート

　日常の中で気軽に心のケアを行う方法として、心の整理法やリラクセーション、コラージュなどがある。

### 【1】心の整理法
#### ❶ フォーカシング
　ジェンドリン（Gendlin、1981/1982）が提唱したフォーカシングという心理療法がある。フォーカシングは、人がある自分の問題や気がかりなことに関連した身体の不快感や漠然とした身体の感覚に注意を向けて、その人にとっての漠然とした感じ（felt sense；フェルトセンス）の意味が明確

**表14　フォーカシングの方法**

〈ステップ1：気がかりな事柄と「間」を置く〉
　自分の身体の内面に注意を向けて、いま、どんなことが気になっているかを自分の身体に尋ねる。思い浮かんでくるまで待ち、気になることが出てきたら、その中に入り込まないで、それらの事柄と間を置く。気になることがすべて出つくすまで、この作業を繰り返す。
〈ステップ2：気がかりなことを1つ選ぶ〉
　出てきたものの中から、いま、取り上げたいことを1つ選ぶ。
〈ステップ3：フェルトセンスを感じる〉
　選んだ気がかりなことの全体を思い浮かべて、そのことがどんな感じか、自分の中で感じてみる。フェルトセンスとは、すぐに言葉になりにくいものであるが、気持ちを含んだ身体の感じだ。たとえば、「胸が重苦しい感じ」「胃の辺りが圧迫されるような感じ」というようなものである。
〈ステップ4：フェルトセンスに見出しをつける〉
　見出しとは、フェルトセンスに一番ぴったりくる言葉やイメージのことだ。たとえば、「粘っこい」「バタバタしている」「いじいじしている」というような質の言葉かもしれない。

(つづく)

化されていくことを援助するセラピーだ。フォーカシングには実にさまざまな方法が考案されているが、表14に、最もオーソドックスな方法を紹介する。

　フェルトセンスとは、食べすぎてお腹が痛い、二日酔いで頭が痛いといった生理的な症状ではなく、気持ちを含んだ身体の感じだ。気になっていることを思うと「胃の辺りが重苦しい感じ」になったり、ある人と別れた後、「胸に何か詰まっているような感じ」になったりした経験はあるだろう。それがフェルトセンスだ。

　フォーカシングは、インストラクションを行うリスナーとフォーカシングを行うフォーカサーとの2人で行うことが基本であるが、1人でも、あ

**表14** （つづき）

〈ステップ5：「見出し」はOKかな？〉
　フェルトセンスと見出しの間を行ったり来たりして、両方がどのように共鳴するかぴったり合っていると身体が感じるかをみる。もっとぴったりくる見出しが見つかるかもしれない。

〈ステップ6：自分に問いかけてみる〉
　見出しが確認できたら、「このことの何が"見出し"みたいなんだろう？」「何が起これば（あれば）いいんだろう？」「この感じの中に何があるんだろう？」と問いかけてみる。
　いつもの答えはちょっと脇へ置いておいて、まだ知らなかった意味が出て来るのを待つ。いつもの答えとは、たとえばその問題について自分を責めるような答えだ。
　フェルトセンスと事柄を思い浮かべながら、変化が起こるのを待つ。変化が起こると快い感じになる。「なんだ、こんなことが気になっていたのか！」「それそれ、それが言いたかったの！」という感じかもしれない。これがフェルトシフトだ。フェルトシフトが起こると、気がかりなことの意味がはっきりして、新しい視点が開けてくる。

〈ステップ7：出てきたものを優しく受け入れる〉
　フェルトシフトを伴って出てきたものを受け取る。それは意外なものであることが多いが、新しく気づいたことを優しく受けとめることが大切だ。

表15　空間づくり

〈ステップ1：まずはリラックス〉

　楽に座って、あなたの呼吸に注意を向けてください。腹式呼吸です。あなたにとって楽な呼吸を続けてください。考えや思いがでてきたら、その事柄を否定してしまわずに、「ああ、こんなことを考えちゃうんだね。でも、いまはちょっと置いておきましょう」と、あなた自身に優しく言いながら、息を吐くときにその心配事も一緒に吐き出してください。

　こうして身体に注意を向けていると、気になる身体の部分が感じられてくるかもしれません。首が凝っているな、肩が凝っているな、ここが痛いな。その痛い部分に手を当ててあげたり、首を回したりして、気になる身体の部分を少しほぐしてあげてください。

〈ステップ2：気になることを並べる〉

　あなた自身に「最近の自分はどう？　元気にしてる？」と、優しく問いかけてあげてください。親しい友達に久しぶりに会ったときに、「どう？　元気にしてた？」と尋ねてあげるように、いまはあなた自身に優しく問いかけてあげてください。そうしたら、「うーん、＊＊が気になっている」というものが出てくるかもしれません。

　気になっていることが出てきたら、いまはそのことについていろいろ考えたり、感じたりしないで、「＊＊が気になっているんだね」と、それを受け取って、自分の前にとりあえず置いてください。気になっていることはできるだけ具体的な形で置いてください。

　次に、「いま、置いたことがうまくいったら、私はとりあえずOKかな？　Happyかな？」と、あなたの身体に問いかけてみてください。「うーん、★★のことも気になっている」というものが出てくるかもしれません。そうしたら、先ほどと同じように、自分の前に★★を並べてください。

　この作業を繰り返して、「＊＊と★★と〇〇と……がうまくいったら、とりあえず私はOKかな、Happyかな」と思えるところまで、続けてください。

　無理にすべての問題を思い出そうとする必要はありません。身体がいま、教えてくれるのを待ってください。

　並べ終わったら、いまの身体の感じを味わってください。

(つづく)

**表15** （つづき）

〈ステップ3：気になることを適当な入れ物に入れて、適当な場所に置く〉
　並べたものを1つひとつ取り上げて、その全体の雰囲気を感じ、気になる事柄とその雰囲気を一緒に、ふさわしい入れ物に入れて、自分が一番楽にいられる場所に置いてみてください。
　たとえば、あるものはゴミ袋に入れてゴミに出すことがぴったりくるかもしれません。あるものは段ボール箱に入れて、しっかりガムテープで留めて、押入の一番奥にしまっておくことが一番ぴったりくるかもしれません。あるものは透明な引き出しに入れていつでも見えて引き出せるようにしておくことが、一番ぴったりくるかもしれません。またあるものは、宝石箱に入れて寝室に置いておくことが、一番ぴったりくるかもしれません。
　すべてが終わったら、いまの身体の感じを味わってください。
〈オプション：自分が楽にいられる場所をみつける〉
　気になることを適当な入れ物に入れて、適当な場所に置いてみたあなたが、一番楽にいられる場所を見つけてください。
　それは子どもの頃の思い出の場所かもしれません。楽しかった場所かもしれません。あるいは行ってみたい空想の場所かもしれません。案外身近な場所かもしれません。
　そこはどんなところですか？　どんな匂いがしますか？　風はどうですか？　何か聞こえますか？　何か見えますか？　誰かと一緒ですか？　あなたは何をしていますか？　その感じを味わってください。

るいは集団でも行える。関心をもった方は、フォーカシング関連の書物がたくさん出ているし、ワークショップも各地で行われているので、ぜひ、経験してみてほしい。

## ❷ 空間づくり

　フォーカシングの第1ステップである「間を置くこと」を独立した形で適用しても、臨床的効果が高いことがわかってきて、間を置くことを丁寧に行う方法がさまざまに考案されてきた。あなたもこんな経験をしたことはないだろうか。やらなければいけない課題がたくさんあると、どこか

らどう手をつけたらいいのだろうと混乱して、苦しくなる。とりあえず、課題を1つひとつ箇条書きにしてみたら、それだけで気持ちが少し楽になった。まだ何も解決していないし、取りかかってもいないのだけれど、1つひとつ書き上げるだけで楽になるのだ。あるいは、落ち込むことがあった日、「今日はとりあえずもう考えるのはよして、寝よう。明日また考えよう」と自分に言い聞かせながら、ベッドに入る。翌日目が覚めたら、昨晩よりは気持ちが少し楽になっているという経験はないだろうか。フォーカシングの第1ステップの「間を置くこと」とは、こういう作業に近い。

　私が研修でよく行う「空間づくり」を表15に示した。気持ちが楽になった、身体が暖かくなった、自分の気持ちが改めてわかったなどという感想を述べる人がいる。この作業は問題に巻き込まれないようにすることが大切だが、それでも深く感じてしまってつらくなって、涙が溢れる人もいる。そんなときは上手にできなかった、自分には合わないなどと思わず、それだけ大変な問題を自分が抱えていまを頑張っているのだと、自分に言ってあげてほしい。

## 【2】リラクセーション

　空間づくりは人によっては苦手意識を持つ。その点、漸進性筋弛緩法や自律訓練法は抵抗なくできるかもしれない。練習すれば、1人でも気軽にできる。部屋を暗くしてアロマオイルを焚いて、リラクセーションをやってみたら、看護師からの評判はなかなかよかった。

　一日仕事をしたり、動いたりしていると、身体の筋肉には自然と力が入って筋肉が硬くなっている。仕事中でも、疲れたな、緊張しているなと思ったら、両肩にぎゅっと力を入れて、肩が耳に付くくらいにして、ふっと一気に力を抜いて、腹式呼吸を続けてみる。あるいは、口をギューッとすぼめて、一気に力を抜いて腹式呼吸……、目をギュッと閉じて、一気に力を抜いて腹式呼吸……。これだけでも楽になると思う。

## 【3】コラージュ

　コラージュ療法は心理療法の一種で、雑誌などの写真や絵をはさみで切

り抜き、画用紙などに好きなように糊で貼っていき、1つの作品を作る方法だ。コラージュ（collage）とは、フランス語で糊付け（すること）を意味し、ピカソをはじめとする現代美術の重要な技法である。

コラージュ療法は、適当に材料を選び、適当に貼っているようだが、自分の気持ちが表れていて、間を置く意味もある。複数で行うときは、最後にみんなで作品をシェアする。

エンカウンターグループや緩和ケア病棟で行ったことがあるが、参加者はまるで子どもに返ったかのように、楽しみながら作業に没頭していた。絵が苦手な人でも抵抗なく参加できる点がよい。

## 7.　ナースステーションでの愚痴

　十分な休息と睡眠、プライベートを楽しむことなどは、精神的健康を保つためには不可欠だ。その上で、この章で紹介したことは皆さんにぜひ、体験してもらいたいと思う。そうはいっても、わざわざ研修に参加するのは大変だと思うかもしれない。事例検討やデスカンファレンスもそうたびたびは行えない。空間づくりやコラージュもいいけれど、仕事が終わった後に残ってまでやるのはちょっと……。それより早く帰りたいと思う人がいるかもしれない。それだけみんな疲れている。

　だったらお勧めは、ナースステーションで愚痴を言い合うことだ。患者の愚痴を言うことは許されないことだと思わないでほしい。看護師だって人間。腹が立つこともあれば、悲しくなることもある。ここまで読んでくれたあなたならわかってくれると思う。それでも愚痴という言葉に抵抗を示す人は、海堂尊の小説に出てくる田口先生の通称「愚痴外来」を思い出してほしい。

　愚痴も言わず、いつも明るく仕事をしている先輩をみていると、後輩は「私は患者に苦手意識を持っていて、駄目な看護師だ」と、自分を責めて落ち込んでしまう。でも、その先輩が「あの患者さんのところには気合いを入れないと行けないのよね」「あのときは腹が立っちゃった」と言うのを聞くと、なんだ、私だけじゃなかったんだと思える。先輩だってつらい

けど頑張ってるんだと思える。患者への思いを吐き出し、仲間と共有できることで、気持ちが幾分楽になって患者に向き合う力が湧いてくる。まさに、間を置くことができる。そうすると、これまで見えなかった患者の新しい面が見えてくるかもしれない。ある患者のことが苦手だと話したら、ほかの看護師が「私もそうだったけど、こんなふうにしたら結構うまくいった」と、アイデアをもらえるかもしれない。

　ナースステーションは一番身近なサポートグループの場だと思う。

　看護師だって、"あなたはあなたのままでいい"。
　つらいときは助けを求めてほしい。助けを求めることは弱いことではない。助けを求めることができる能力を持っているということ。それは健康な力なのだから。

# あとがき

　本書の企画は、実は『看護カウンセリング』の改訂の話から始まりました。遺族のためのサポートグループを『看護カウンセリング』の1つの章として書くことに不全感を抱いていた私は、遺族のためのサポートグループについての本を書きたいと申し出ました。1冊の本を書き上げることの大変さを十分にわかりながらも、書きたい気持ちを胸にしまい込むことができなかったのです。遺族の語りを多くの人に伝えたかったのです。

　企画を練る中で、看護師のグリーフケアをもう1つの柱とすることで、本書の特徴を出そうということになりました。書き始めてみると、2冊の全く別の本を書いているような気がして、読者は戸惑わないだろうかと心配になりました。でも、第Ⅰ部と第Ⅱ部では遺族ケアを学ぶと謳いながらも、遺族の語りを聴くこと自体が、実は看護師のグリーフケアにもなるのではないかと思っています。私が遺族のためのサポートグループでケアしてもらっているように……。

　『看護カウンセリング』でも学位論文でもそうでしたが、人間と直接かかわることを生業とする専門家にとっては、自分自身の在りようを不問に付すことはできないという立場を取ってきました。ですから、自らの意識の在り方をできるだけ率直に記述することを試みてきましたし、本書でもその姿勢で取り組みました。でも、私がこれだけかかわりの中での自分の思いを記述することにこだわるのは、現象学的アプローチの姿勢を大切にしたいというだけではなく、私が自己一致が苦手だからかもしれません。自己一致が大切だと言いながら、私自身は自己一致が苦手です。そういう未熟な自分だからこそ、逆に自己一致にこだわるのかもしれません。

　本書では随分と個人的な体験も書きました。当初はここまで書くつもりはありませんでした。個人的悲嘆体験を語ると言いながら、最も個人的な体験を書いていないことに気づいたのです。抑圧だったのでしょうか。私は書くことにしました。傷ついた、でもかけがえのない体験をようやく人

に話せる安堵感と恥ずかしさ、ここまで書くことが読者にとってどういう影響をおよぼすのか、読者ははたしてどんなふうに感じるのかという不安とがいまだにあります。でもグリーフケアにかかわっていく以上、決して葬り去ってはいけないことだとも思っています。一生かかっても払拭できない荷を、人は背負っていかなければいけないのだと思うのです。

◎

　ところで、遺族のグループの中では夢がよく話題に出ます。遺族の方が「せめて夢に出てきてほしい。夢でいいから会いたい」と願い、「一度も夢に出てきてくれない」と嘆きます。夢に故人が出てくると本当に嬉しそうです。故人の夢を見たことがきっかけで、悲嘆からの回復が進む人たちもいます。故人の夢は、「悲嘆夢」と呼ばれるそうです。

　故人の夢を一度も見ないと嘆く人がいますが、日常の中でも絶えず故人にとらわれているときにはあまり夢を見ないように思います。日常生活の中である程度故人と自分を引き離すことができた頃に、夢を見るようになる人が多いような気がします。

　私は夢をかなり覚えているほうです。両親の夢もよく見ます。特に母の夢は何十年も見続けてきました。

　母が亡くなって数ヶ月後に初めて母の夢を見ました。大きな劇場で、母以外の私を含めた家族は並んで席に座っています。後ろを振り向くと、後ろのほうの席に母が1人座っているのです。優しい微笑みを浮かべて。それが母の最初の夢でした。その後は、夢の中で母が病気であることがわかっていたり、母が亡くなって泣きながら目を覚ましたりすることがありました。母にぬか漬けの漬け方を教わったり、母に服をプレゼントしてあげようとしたり。夢の中で母親に対して懸命にグリーフワークをしているかのようでした。目が覚めた瞬間、母は死んではいない、生きているのだと不思議な気持ちになり、その一瞬の後には、亡くなったことを改めて認識するという時期もありました。母が私に冷たくなったり、どこかに出かけてもう帰ってこないことがわかったりという夢もみるようになりました。そんな夢から覚めたときは悲しく寂しかったのですが、もうそろそろ独り立ちしなければいけないということなのだろうかと感じました。

　よく、鮮明でまるで故人が生きているかのような夢を報告する人がいま

す。たとえば、夫が玄関から入ってきて、夫が「元気だよ」と言うのを聞いて、ああ、もう苦しくはないのだと知って安心できたと語る人がいました。中には、覚醒状態のときに、故人を象徴するものを感じる人もいます。昼間、突然シャボン玉のような（でもシャボン玉ではない）ものが目の前に現れ、ゆらゆら揺れながら仏壇のほうに行って消えてしまった、あれはあの人に違いないと。科学がそれらの現象をどう説明しようと、当事者にとっては感じたことが真実であり、その話を聴くグループの仲間も真実としてごく自然に受け止めます。

私も不思議な体験をしました。あれは母が亡くなって2ヶ月ほど経ったときでした。夜中に目が覚めて（と私は思っていましたが、まだ夢の中だったのでしょう）、背中に懐かしい感触があったのです。母の手だとすぐにわかりました。私はよく腹痛が起こし、そのたびに母は背中をさすってくれたものでした。まさにその感触だったのです。手の感触から母の気持ちが伝わってきました。

父が亡くなった後も象徴的な夢を何度も見ました。父の夢に関しては、不思議な体験をしたことがあります。父が亡くなる年の初夢です。詳細は省きますが、父が昭和天皇のところに行くように言い、昭和天皇を私が1人で看取る夢です。父ががんになったことをある医師に伝えたら、「お父さんが受けようとしている手術は昭和天皇が受けた手術と同じだよ」と言われました。どきっとしました。初夢を思い出したのです。予知夢だったのでしょうか……。

夢は夢を見た人がどう感じるか、その人自身が夢をどう意味づけるかが大切です。同じように、遺族は大切な人が亡くなったことを時間をかけて意味づけていきます。それはその人が生きている間、続くのかもしれません。遺族の方々は、伴侶を亡くす悲しみは親を亡くすそれとは比べものにならないと言います。私だったら耐えられるだろうかと思います。生きている間、人は別れを繰り返します。それは死別だけではありません。それだって、悲しくてしようがないのに……。それでも新しい生を生き始めている遺族の方々をみていると、人間のレジリエンスにただただ感動します。

これまで多くの亡くなっていく患者さんとご家族との出会いから、私は自分がどんな死に方をするのだろうと考えることがよくあります。そばには誰がいてくれるのだろうかと思います。
　私の恩師ががんになりました。転移したこともあっけらかんと伝えられ、こちらのほうが戸惑いました。心の中は計り知れませんが、あっぱれというか、すがすがしい生き方に、ただただ敬服です。
　ある患者さんが「たくさんの患者さんに会っているでしょうが、私のような人間がいたことを忘れないでください」と、激しく泣きながらおっしゃいました。私も泣きながら「忘れません。決して忘れません」と答えました。涙が収まってきた頃、「もし忘れているときがあったら、出てきてくれていいですから」と言ったら、その方もにっこり笑みを浮かべてくれました。
　"人は生きてきたように死ぬ"という言葉。これは他者に対して言う言葉というより、自分自身に言うべき言葉のように思います。出会った人たちに、そして自分の人生の物語に感謝しながら死ねるように、死んでも覚えていてくれる人がいるように、しっかり生きなければと自分に言い聞かせています。

## 資料1　家族とのQ&A

1. 「気持ちが沈んでいるように見えるので励ましていますが、いいのでしょうか？」
   - 気持ちが沈んでいるときに励ますと、ますます落ち込んでしまうことがあります。
   - 励ますよりも、まず患者さんの気持ちを十分に聴いてあげてください。
   - 話を否定せず、患者さんの気持ちとして尊重し、支持してあげてください。
   - 身体的な治療や精神科医の治療が必要なこともありますから、主治医に相談しましょう。

2. 「患者の前では泣かないようにと思っているのですが、つい涙が出てしまって……」
   - 涙を無理に我慢する必要はありません。逆に家族関係がぎこちなくなります。
   - 涙や手を握り合うといった言葉以外のコミュニケーションは重要です。
   - ただ、ご家族があまりに不安定な状態の中で泣くことは、患者さんを戸惑わせてしまいますし、患者さんの状態によっては控えたほうがいい場合もあります。
   - ですから、ご家族自身が悲しみを表現できる時間と場を持つことが大切です。

3. 「"もう死ぬのか"と聞かれたら、どのように答えればいいのでしょうか？」
   - その質問に答えなければいけないと思う必要はありません。
   - 否定せず、「もう死ぬのかなあって思うの」と、そのまま返してあげてください。
   - そして、その言葉に込められた気持ちを聴いてあげてください。

4. 「告知はしないといけないのでしょうか？」
   - 基本は、告知をすることです。
   - 多くの場合、人はその困難を乗り越える力を持っています。
   - 告知されないと、家族と真実を共有できないことで苦しむこともあります。
   - そうはいっても個別の事情があるでしょう。
   - 大切なことは、周りが告知をするかしないかを決めるのではなく、患者さん自身がどこまで知りたいかという気持ちを尊重することです。
   - 患者さんが病気にまつわることを尋ねてきたら、そのときは逃げないで聴いてあげてください。

5. 「弱っていく患者に何もしてあげられないのがつらいです」
   - 身体をさすったりしてあげてください。家族の手に勝るものはありません。
   - でも、ただそばにいるだけでもいいのです。
   - それは何もしていないことではありません。
   - そばで本を読んだり、ともに泣いたり、笑ったり、調子のいいときには思い出話をしたり、ときには1人にしてあげたりと、自然な形で見守ってあげてください。
   - それが、患者さんにとっては何より安心できることなのです。

6. 「つじつまの合わないことを言うので、頭までおかしくなったのではないかと不安です」
   - 特に夜中に、「今から会社に行く」と言ったり、点滴のチューブをはずしてしまったりするなど、突然、その場の状況に合わない言動を取ることがあります。

- これは、"せん妄"という一時的な意識障害によるものです。
- 脳や全身の病気、薬物、環境の変化などが原因で、一時的に"寝ぼけた"ようになることです。
- ストレスによって生じてくるような純粋な心の問題ではありません。病気や死を受け入れていないから、心が弱いからということでもありません。認知症や精神病になったわけではないのです。
- 無理に説得したり、叱責したりしないでください。
- 薬物治療が中心になります。

参考資料：濱野恭一監修（2004）Q＆A知っておきたい モルヒネと緩和ケア質問箱101．メディカルレビュー社

## 資料2　子どもに説明するときのアドバイスの1例

　○○君にお話しするときに配慮したらよいと思われる点について、まとめてみました。
- お母さんが説明を始める前に、まずは○○君がお父さんのいまの状態や病気のことをどんなふうに感じているか、どんな不安を持っているかなど、○○君の気持ちを聴いてあげてください。
- 「いまからお父さんの病気の話をしてもいい？　聞けるかな？」と、確認を取ってあげるのがよいと思います。

　大人に対してと同じように、気持ちを尊重してあげることが大切でしょう。
- お父さんは難しい病気にかかっていること、治るのが難しい病気であること、でも、お父さんはよくなるために一生懸命治療を受けて頑張っていることなどを話してあげたらどうでしょう。「死んじゃうの？」と聞かれたら、「それは誰にもわからないの。でもたくさん生きてくれるようにお祈りしよう」などと答えたらどうでしょう。
- お父さんのために○○君ができることも教えてあげてください。

　お父さんのそばにいてあげたり、お話をしてあげたり、お父さんのために絵を描いてあげるのもいいでしょう。それはお父さんへの贈り物でもあり、○○君が大きくなったときに、お父さんとの大切な思い出になるでしょう。

◎

　このとおりにしなければいけないものではありません。お母さんの気持ちで話してあげてください。○○君のことを一番よく知っているのはご両親なのですから。
　無理はしないでください。お母さんにも心の準備が必要でしょう。適切な時期というものがあると思います。もし、私もお手伝いをしたほうがよければ遠慮なくおっしゃってください。
　できればお姉ちゃんたちも一緒にいるところがいいかもしれません。
　みんなが一緒になって誰1人欠けることなく支え合うというメッセージにもなりますし、今後、○○君がお母さんに対してだけではなく、お姉ちゃんたちにも自分の気持ちを話しやすくなると思います。
　話をしたら、その旨をお母さんからお父さんにも伝えたほうがいいと思います。
　そのほうが、お父さんも○○君も無駄な遠慮をしなくてもいいと思います。

話すまでに時間がかかったとしても、せめてその間、○○君が気持ちを話したり、疑問を持ったりしたときに尋ねやすい雰囲気を作ってあげてください。そして、聞かれたらごまかさないで誠実に答えてあげてください。

◎

大人は子どもに何も知らせないことが子どもを守ることになると勘違いすることがよくあります。でも、子どもは大人が思っている以上に敏感にその場の雰囲気を感じ取っています。大人の意向を感じ取り、病気の話はしちゃいけないんだ、自分の気持ちは話しちゃいけないんだ、質問しちゃいけないんだと思い、我慢します。自分1人仲間はずれにされたような気持ちになります。

でも、★★さんは、○○君を病院によく連れてきたりするお母さんですから、その点は大丈夫だと思います。子どもを病院に連れてこないことがいいと思っている大人も意外と多いのです。ましてや、子どもに親の病気のことを話す必要はない、話してはいけないと思っている大人はかなり多いので、子どもにどうやって話そうかと悩んでいる★★さんはとても大切なことをすでになさっていると思います。そういうお母さんの気持ちは言葉ではないところでもお子さんに伝わっているでしょう。

もう1つ気をつけなければいけないことは、子どもは、「自分が悪い子だったからお父さんが病気になったんだ」「だからお父さんが死んじゃったんだ」と思い込んでしまうことです。その点は気をつけてあげてください。

でも、この点についても、○○君がお見舞いに来るとお父さんはとっても嬉しいんだよと伝えているお母さんですから大丈夫でしょう。そのことは○○君から私が聞いたことで、つまり、○○君にしっかりその気持ちは伝わっているということですから。

◎

子どもが死をどのように理解するかということですが、以下のようにいわれています。子どもによって随分異なるのですが、一応の参考に示しておきます。

> 6～11歳：死の非可逆性（生き返れないこと）を理解するが、死を「透明人間、幽霊、神」のように擬人化したり、魂の存在を信じたりする。
> 死の普遍性（すべての人が、いつかは死ぬこと）に気づきながら、悪事に対する罰と考えたり、回避できるものと考えたりする。

◎

1日も長く生きてくださることを願いますが、その日が近づいてきたら、あるいは後でお話をするための絵本もあります。『わすれられないおくりもの』という絵本です。人間を題材にしたものではなく、動物のお話で長老のアナグマのお話です。子どもが親や兄弟を亡くすときに理解を助ける本として勧められています。カウンセリング室にもありますので、お貸しできます。

**資料3　サポートグループに参加した人たちからのメッセージ**

サポートグループに参加した方々から
皆様にこんなメッセージが届いています

　突然の病名に絶望的なショック、そして死別と続き、すがりつくものさえなく、深く落ち込む私に、会のお誘いをいただき、同じ境遇の方々と本音での話し合い、そして、スタッフの方々のご指導とアドバイスに大きな救いをいただきましたこと、いまもって感謝しております。5年5ヶ月が過ぎました現在、"時の流れ"も私の心を癒やしてくれたと実感しております。私は思うのです。悲しみは無理に抑えず素直に何かにぶつけ、寂しさにも思い出にもふけり、涙を流していいのだと思います。そして少しずつ、それを"時"とともに和らげて"生き甲斐"をみつけることだと……。日の浅いご遺族の方々のやりきれない悲しみは、私も痛いほどわかります。いま、私はこうも思います。亡くなられた最愛の人は、自分の中に生き続けているんだと……。
・本音で話し合える方と悲しみを分かち合う
・時の流れが自然に悲しみの心を癒やしてくれる
・ささやかなものでもいい、楽しみを見つける
　以上の3つが、私に現在の生き甲斐をもって人生を歩かせてくれていると思っています。最後に当時、同じ気持ちで本音で話し合って下さった方々へと、そしてサポートの会のスタッフの皆様方に心よりお礼を申し上げます。

（配偶者を亡くされた女性から）

　私にとってサポートグループは、自分と同じように大切なかけがえのない家族を亡くされた方々と悲しみを共有し、また、そのとき思っていることをとりとめもなく話すことができる大切な時間と場所でした。
　確かに病院へ出向くと主人のことを思い出し、つらいときもありましたが、悲しみやつらさとしっかり向き合ったことで、心の落ち着きを徐々に取り戻していけたのだと思います。
　また、グループの方々は、亡くなった大切な家族のために、そして私のために心を向け、真剣に耳を傾けてくださり、「あなたの支えになりたいのです」と言わんばかりに目を凝らし、話を聞いてくださった、優しい集まりでした。
　そして何よりも、これからどう生きていったらいいかと頭を抱えていた私に、大切なメッセージを伝え続け、本当の自分にたどりつけるよう導いてくださって感謝しています。

（配偶者を亡くされた女性から）

結婚46年、子どもたちも独立し、4年後の金婚式を楽しみに、仕事も離れ、夫婦で"毎日が日曜日"が始まりました。しかし妻は1年後に天国に旅立ったのです。すごくショックでした。結果、1人暮らしとなり、寂しさと悲しさが、大空から小さな家の屋根を通し、私を押し潰すかのようにのしかかって、受け身だけでは耐えられない状態でした。そんなとき、看護カウンセリング室からの誘いでサポートグループに参加しました。
　他人の経験を聞き、些細なことでよいから自分のほうがまだいくらか幸せだと考え、神に感謝し、これまで生活をサポートしてくれた妻に深く感謝し、八方塞がりの心に活路を見出せたのです。そして、自分の心に引っ掛かっている悲しいことをはじめとした事柄を、大きな声で皆さんにお話し、心のわだかまりを聴いてもらうと同時に持っていってもらったと、自分で勝手に考えれば、いくらか肩の荷が降り、心にゆとりが生じました。他人に話すことで楽しさは倍増し、悲しさは吹き飛んでいくもののようです。この場を、自分を救うことに利用したらよいと考えました。
　窮地を逃れた今、サポートグループの皆さん方に深く感謝いたしております。

（配偶者を亡くされた男性から）

　最初は急に用事がなくなってほっとしたと同時に、やりきれない寂しさを訴えるところもなく、他人様には話せないし、私など年寄りは生きていても仕様がないと思い、恐ろしいことばかり考えていました。
　そんな折、遺族をサポートしてくださるというお手紙をいただきましたので、入れていただきました。遺族の皆様と話し合い、同じ気持ちでいることがわかり、広瀬先生はじめ、看護師さんたちに励まされて心強くなり、自分を大切に命ある限りは生きていかなければならないと思うようになり、日々、明るく過ごせるようになりました。
　皆様も1人で考えてばかりいないで、なんでも話し合えるところですから、気軽にお出でになって、お友達になりましょう。

（配偶者を亡くされた女性から）

　主人が天国へ旅立ってから、もう3年の月日が流れました。遺された私は、人生で一番つらい時期をサポートグループに藁をもつかむ思いで参加させていただき、同じ境遇の方々との出会いを通じて共有することがたくさんあることを実感し、居心地のよい空間の中で癒やされ、救われました。そして、サポートグループの方々がいつも私の心の中に寄り添っていてくださるような安心感を抱きながら、遅まきながらも自分らしさを取り戻すことができたと、感謝の日々を過ごしております。
　皆様も、私も味わったつらい時期を「サポートグループ」という大きな船に身を任せるような気持ちで、まずは参加されてはいかがでしょうか。
　きっと明るい光が見えてくることと思います。

（配偶者を亡くされた女性から）

## 資料4　悲嘆に関するミニレクチャー

ご遺族のためのサポートグループ<br>―悲しみからの回復のために―

### 1. ご家族が亡くなって悲しいのは正常な反応です

　人は生きていく過程で、悲しみや苦悩に遭遇することがあります。なかでも、身近で愛するご家族を失った悲しみは深く、生きがいを失って、目の前が真っ暗になったり、どうしようもない孤独感にさいなまれることも少なくありません。
　この悲しみのことを「悲嘆」「悲哀」といった言葉で表現します。

◎

　そこで私たちは、身近な人を失った方々がお互いに助け合いながら、徐々に回復していけるような場（サポートグループ）を作ることを考えました。1人で悲しみを抱え込まず、同じ悲しみをもつ仲間と出会い、想いを語り合うことが、一緒に回復への道を歩むことに通じます。

### 2. ご家族が亡くなったという悲しみからの回復にはプロセスがあります

◆「悲哀」のプロセスの4位相
　ボウルビィやパークスは悲しみからの回復の過程を次のように4つの位相で説明しています。
　1）無感覚
　・「心が麻痺した」「心が固くなった」という言葉で語られる心の状態です。
　・食欲がなかったり、ぐっすりと眠れないこともあります。
　2）思慕と抗議
　・思慕の情が悲哀の最大の特徴です。
　・故人の声や姿、感触をはっきり感じて、それに心を奪われる、故人と関係の深い場所やものに注意を向けるといったことがあります。
　・抗議では、怒りや罪責感がみられます。
　3）混乱と絶望
　・日々の生活への関心が欠如します。
　・未来や人生に目的を見つけることができません。
　・抑うつの感情が生じます。
　4）再建
　・身体的な欲求・社会的な関心が回復します。
　・新たなことを計画する意欲が回復します。
　・喜びとともに過去をふり返ることができます。
　・新しい生き方や方向性が生まれます。

◆「悲哀」の4つの課題
　ウォーデンは、「悲哀」から回復するための4つの課題を示しています。
　1）喪失の事実を受容する
　・亡くなったという事実を否認したい気持ちが起こるが、「大切な人は逝ってしまい、

戻ってくることはない」という事実に直面する。
・似た人を見ても、「あの人ではない」ということを自分に言い聞かせる。
2）悲嘆の苦痛を乗り越える
・深く慕っていた人を失って、苦痛を感じないことは決してありえないが、この苦痛を享受し、乗り越える。
・苦痛を感じないようにしたり、否認すると、悲哀のプロセスを妨げることになる。
3）故人のいない環境に適応する
・遺された人は生活の方向性を見失ったと感じるが、それまでの人生観の問い直しを行う。
・喪失とそれによって起こった生活の変化に、自分の人生の意味を探ろうとする。
・故人が担っていた役割がなくなったことに適応するために、「その人なしでどう生きていくのか」ということに取り組む。慣れない役割を担い、持っていなかった技術を身につける。
4）故人を情緒的に再配置し、生活を続ける
・故人の思い出や考えを抱き続けることは自然なことであるが、自分たちの生活が続けられる在り方でそれらができる。
・故人との関係をあきらめるのではなく、自分の中に情緒的に故人の適切な場所を見つけ、故人との新たな関係に出会う。

## 3. 悲しみからの回復には時間が必要です

　大部分の場合、1年ほどたつとようやく人生の新しいページをめくる決心がつき、普通の生活に戻って「もう一度生き始める」ことができるようになります。しかし、親しい関係にあった人を失った場合は、悲しみから回復するのに要する時間は2年でも足りないことが多く、大きな個人差があります。
　悲しみからの回復は直線的に進むものではありませんし、悲しみや悔いは消えるものでもありません。何かの折りに悲しみが強くなることもあるでしょう。
　それでもある時期が来れば、その人を思うとき、悲しみの気持ちが生じても苦痛なく思い出せるようになります。

## 4. 悲しみからの回復には医療の助けが必要なこともあります

　よくあらわれる身体や心の反応には次のようなことがあります
　身体的な面；眠れない、朝起きられない、食欲がない、頭痛がする、動悸がする、血圧が高い。
　精神的な面；悲しい、むなしい、寂しい、気力・やる気が出ない、不安感、気持ちが重い、孤独感、人と会いたくない、生きがいがない、人から特別な目で見られている感じ、感情がなくなった感じ。

◎

　あまりにも長く続く場合は、適切な対処が必要となる場合もあります。医療機関の受診・精神科の受診なども必要です。

```
1999年7月　第1版
2008年2月　第2版
作成者：戸田中央総合病院　看護カウンセリング室
```

## 資料5　暴力の被害を受けた医療者のための資料

はじめに
　医療機関の職員が患者から暴言を浴びせられたり、身体的暴力行為を受けたりする「院内暴力」が社会的問題として取り上げられています。病気や症状で苦しんでいる患者が、不安やストレスから医療者に不満をぶつけることはありますが、そのような共感できるケースを超越する暴言や暴力行為が存在します。
　これまで医療者は、患者や家族の怒りにはどんな場合でも耐えなければいけないという暗黙のルールに縛られてきました。これは間違いです。院内暴力や理不尽なクレームへの対策は、組織的に対応することが必要です。そのスタンスは「職員を守る」ことを最優先し、院内暴力に遭遇しないための対策と、不幸にして被害に遭ってしまった職員のケアを充実させることです。
　この資料は、暴力の被害者をサポートするためのものです。

### 1. 暴力の種類
・身体的暴力
・精神的暴力（言葉の暴力、苛め、セクシュアルハラスメント、その他の嫌がらせ）
　※暴力を受けたことについて、「暴力を受けるほうに問題がある」と言う第三者の言葉
　　も、暴力に含まれます。

### 2. 暴力の被害者
　暴力の被害者は直接暴力を受けた人だけではありません。その場に遭遇した目撃者にとっても強い恐怖体験であり、目撃者も被害者であることを忘れないでください。

### 3. 暴力を受けた後に起こりうる反応
　危険や恐怖を感じる出来事に遭遇した後にはストレス反応が生じます。急性ストレス障害（ASD）や心的外傷後ストレス障害（PTSD）に発展することもあります。

（1）身体症状
　眠れない、すぐに目が覚めてしまう、食欲がない、息苦しい、過呼吸になる、心臓がドキドキする、なんとなく身体の調子が悪い、力が入らない、疲れやすい。

（2）不安、恐怖感
　暴力が起こった場所や関連した人のところに行くのが怖い、暗い場所が怖い、夜勤が怖い、1人でいるのが怖い、暴力の場面が目に焼き付いて離れない、フラッシュバックが起きる、悪夢を見る。

（3）自責感、無力感、自信喪失
〈直接暴力を受けた人は〉
　私のあの一言が暴力の引き金になってしまったのではないか？　あのとき、もっとしっかり話を聴くべきだったのではないか？

〈暴力を目撃した人は〉
　どうして止められなかったのだろう？　どうして助けてあげられなかったのだろう？

（4）怒り、イライラ
　どうして暴力なんか振るうんだ！　私たちをこんなめに合わせて許せない！

（5）抑うつ
　涙が止まらない、何も手につかない、集中できない、何に対しても興味がわかない、楽しくない、何となく落ち着かない、急に不安になる。

（6）回避、隠蔽
　そのことを考えないようにする、話題にしないようにする、そのことがなかったかのように振る舞う。

## 4. 知っておいてほしいこと
（1）このような事態に遭遇すれば、いま、生じている心身の変化や症状は、当然の反応です。あなたが異常なのではないし、弱いのでもありません。
（2）それはある程度の期間続くかもしれませんが、決して永遠に続くものではありません。
（3）2～3週間以内に治まる症状であれば、健康な人が異常な体験をしたときの当然の反応です。
（4）症状はすぐに現れるとは限りません。数週間後に現れる場合もあります。
（5）自分を責める必要はありません。
（6）適切な休養、栄養、睡眠などが必要です。
（7）暴力の事実を隠さず、事実の認識を統一することが大切です。事後対応（個別、一般）についても決定したことは周知できるようにしましょう。
（8）それと同時に、自分の感情を率直に表現する機会が必要です。
（9）同じ職場で働く者同士で支え合いましょう。また、家族や友人に聴いてもらうこともよいことです。
（10）被害者が一緒に感情を表現し合い、共有することは、効果的なサポートになります。このとき、精神科医やカウンセラーなど、第三者の専門家も活用しましょう。
（11）暴力を直接受けた当事者や現場を目撃した人は、特に深く傷ついています。個別のケアを受けましょう。
（12）生活に支障を来すほどの症状のときや長引くときは、精神科医などの専門家の力を借りましょう。一時的に薬物療法やカウンセリングなどを行えば、必ず楽になります。

## おわりに
・このような事態が生じると、「プロなのだから自力で克服していって当然だ」といった考え方をする人がいまだに少なくありません。医学や看護学の教育を受けていても、生身の人間であることには変わりありません。適切なケアの手が差し伸べられるべきなのです。

- 苦しいときに助けを求めることは健康な力であることを忘れないでください。
- 不幸にも暴力が起こってしまったときに何より優先されるのは、被害を受けた人を守ることです。それは組織の責任です。被害を受けた人の精神的・身体的健康の回復のための支援が何より優先されなければいけないのです。

> カウンセラーと話をしたい方はご連絡ください。
> 院外のメンタルヘルス科のクリニックを紹介することもできます。

参考資料：「モンスターペイシェント」に屈しない 組織で取り組む院内暴力への対応策．週刊医業経営 Web マガジン 62：4-7 http://www.zero-dr.jp/hsmi/webmaga2_062.pdf accessed 2010.12.10.
高橋祥友，福間詳編（2004）自殺のポストベンション——遺された人々への心のケア．医学書院


### 資料6　患者に自殺された医療者のための資料

　病死や事故死よりも、自殺は遺された人に深い心の傷を負わせてしまいます。医療関係者も生身の人間です。決して例外ではありません。身近な人の自殺が起こると、遺された人たちの中にさまざまな身体的、精神的反応が起こります。
　これは、遺された人たちをサポートするための資料です。

**1. 自殺後に起こりうる一般的な反応**
（1）身体症状
　眠れない、すぐに目が覚めてしまう、食欲がない、息苦しい、過呼吸になる、心臓がドキドキする、なんとなく身体の調子が悪い、力が入らない、疲れやすい。

（2）さまざまな形の「なぜ」
　なぜ死んでしまったのかわからない。なぜ、こんなことを考えてしまうようになったのか？　なぜ、もっとほかの考え方ができなかったのか？　なぜ、家族の悲しみを考えてくれなかったのか？　なぜ、相談してくれなかったのか？　なぜ、今日でなくてはいけなかったのか？

（3）自責感、無力感、自信喪失
　私のあの一言が自殺の引き金になってしまったのではないか？　あのとき、もっとしっかり話を聴くべきだった。死んだ人のことを悪く思うなんて、私はひどい人間だ。

（4）不安、恐怖感
　自殺が起こった場所に行けない、暗い場所が怖い、鏡が怖い、目をつぶるのが怖い、1人でいるのが怖い、フラッシュバックが起きる、悪夢を見る。

（5）怒り、イライラ
　どうして自殺なんかしたんだ！　あとに遺される者のことを考えてくれ！　私はこんなにつらいのに誰もわかってくれない！

（6）自殺した人のことばかり考える

（7）抑うつ
　涙が止まらない、何も手につかない、集中できない、何に対しても興味がわかない、楽しくない、何となく落ち着かない、急に不安になる。

（8）回避、隠蔽
　そのことを考えないようにする、話題にしないようにする、そのことがなかったかのように振る舞う。

（9）安堵感、救済感
　正直ホッとした、ようやく楽になれた。

（10）記念日反応
　亡くなった人の命日や誕生日など、特別な日が近づくと、回復しつつあった心身の状態が再び悪化する。

## 2．知っておいてほしいこと
（1）このような事態に遭遇すれば、いま、生じている心身の変化や症状は、当然の反応です。あなたが異常なのではないし、弱いのでもありません。
（2）それはある程度の期間続くかもしれませんが、決して永遠に続くものではありません。
（3）2～3週間以内に治まる症状であれば、健康な人が異常な体験をしたときの当然の反応です。
（4）適切な休養、栄養、睡眠などが必要です。
（5）自殺の事実を隠し通すことはできません。憶測や事実とかけ離れた噂が広がるだけです。
（6）ですから、事実を伝えたり確認し合って、事実の認識を統一することが大切です。
（7）それと同時に、自分の感情を率直に表現する機会が必要です。
（8）同じ職場で働く者同士で支え合いましょう。また、家族や友人に聴いてもらうことも良いことです。
（9）集まりを開くときは、精神科医やカウンセラーなど、第三者の専門家も活用しましょう。
（10）現場を目撃した人やその日の担当、その患者の担当、病棟管理者などは特に深く傷ついています。個別のケアを受けましょう。
（11）生活に支障を来すほどの症状のときや長引くときは、精神科医などの専門家の力を借りましょう。一時的に薬物療法やカウンセリングなどを行えば、必ず楽になります。

おわりに
・このような事態が生じると、「プロなのだから自力で克服していって当然だ」といった考え方をする人がいまだに少なくありません。医学や看護学の教育を受けていても、生身の人間であることには変わりありません。適切なケアの手が差し伸べられるべきなのです。
・人間は心身の痛みがあるときには正常な判断はできないのです。ケアされることは次に自分がケアすることに通じていきます。不幸な事態から学び、これから同じような自殺を防ぐことになるのです。それが亡くなった方への最大の供養です。
・苦しいときに助けを求めることは健康な力であることを忘れないでください。

> カウンセラーと話をしたい方はご連絡ください。
> 院外のメンタルヘルス科のクリニックを紹介することもできます。

参考資料：高橋祥友，福間詳編（2004）自殺のポストベンション——遺された人々への心のケア．医学書院

# 文献

## A
・明智龍男（2003）がんとこころのケア．日本放送出版協会
・安部恒久（1999）グループ・カウンセリング（氏原寛，小川捷之，近藤邦夫他編，カウンセリング辞典．ミネルヴァ書房）p. 169

## B
・Bowlby J（1980）/黒田実郎，吉田恒子，横浜恵三子他訳（1981）母子関係の理論Ⅲ 対象喪失．岩崎学術出版社

## E
・江藤淳（2001）妻と私・幼年時代．文藝春秋
・Espie L/細谷亮太監修（2005）私たちの先生は子どもたち！——子どもの「悲嘆」をサポートする本．青海社

## F
・藤井裕治（2002）子どもが考える「死の概念」の発達．ターミナルケア 12（2）：88-92

## G
・Gendlin ET（1981）/村山正治，都留春夫，村瀬孝雄訳（1982）フォーカシング．福村出版
・Goldstein J, Alter CL, Axelrod R（1996）A psychoeducational Bereavement-support group for families provided in an outpatient cancer center. J Cancer Educ 11（4）：233-237

## H
・Hedtke L, Winslade J（2004）/小森康永，石井千賀子，奥野光訳（2005）人生のリ・メンバリング——死にゆく人と遺される人との会話．金剛出版
・久田満，広瀬寛子，青木幸昌他（1998）短期型サポート・グループ介入が術後乳がん患者の Quality of Life に及ぼす効果．コミュニティ心理学研究 2（1）：24-35
・広瀬寛子（2003）看護カウンセリング．第2版，医学書院

・広瀬寛子，田上美千佳（2003）生と死のスピリチュアリティ——がん患者と遺された家族へのかかわりからみえてきたもの．人間性心理学研究　21（2）：209-219
・広瀬寛子，田上美千佳，柏祐子他（2004）高齢者の遺族にとってのサポートグループの意味——がんで配偶者を亡くした2事例の分析を通して．ターミナルケア　14（5）：419-426
・広瀬寛子，田上美千佳（2005）遺族のためのサポートグループにおける「思い出の品を持ってきて語ること」の意味——がんで家族を亡くした人たちの悲嘆からの回復過程への影響．日本看護科学会誌　25（1）：49-57
・広瀬寛子（2008）若くして夫を亡くした女性の悲嘆からの回復過程——カウンセリングを経て遺族のサポートグループに参加した女性の事例研究．人間性心理学研究　25（2）：141-152
・広瀬寛子（2009）緩和ケアにおけるサポート・グループの意味（高松里編，サポート・グループの実践と展開．金剛出版）pp. 211-224
・広瀬寛子（2010）デスカンファレンスとは何か——意義と実際．看護技術　56（1）：64-67
・広瀬寛子（2010）ナラティブの視点を用いた事例検討——語ることによる学びとその重要性．家族看護　8（1）：28-33
・Hochschild AR（1983）/石川准，室伏亜希訳（2000）管理される心——感情が商品になるとき．世界思想社
・Hopmeyer E, Werk A（1994）A comparative study of family bereavement groups. Death Stud　18（3）：243-256

I
・伊藤義美編（2005）パーソンセンタード・エンカウンターグループ．ナカニシヤ出版
・井上直子，小谷英文，杉山恵理子他（1994）集団精神療法の定義．集団精神療法　10（2）：156-161


J
・Joinson C（1992）Coping with compassion fatigue : Burned out and burned up-has caring for others made you too tired to care yourself? Nursing　22（4）：116-121


K
・神田橋條治（2006）ちばの集い（一）．ちば心理教育研究所

・神田橋條治（1992）治療のこころ　巻二，精神療法の世界．花クリニック神田橋研究会
・加藤敏，八木剛平（2009）レジリアンス——現代精神医学の新しいパラダイム．金原出版
・Kaunonen M, Tarkka MT, Laippala P, et al（2000）The impact of supportive telephone call intervention on grief after the death of a family member. Cancer Nurs　23（6）：483-491
・河合千恵子（1994）配偶者との死別への援助——ウィドウ・ミーティングに参加した一事例から．心理臨床　7（4）：199-204
・河合千恵子（1997）配偶者と死別した中高年の悲嘆緩和のためのミーティングの実施とその効果の検討．老年社会科学　19（1）：48-57
・菊田まりこ（1998）いつでも会える．学習研究社
・Kissane DW, Bloch S, McKenzie M, et al（1998）Family grief therapy : a preliminary account of a new model to promote healthy family functioning during palliative care and bereavement. Psychooncology　7（1）：14-25
・Kissane DW, Bloch S（2002）/青木聡，新井信子訳（2004）家族指向グリーフセラピー——がん患者の家族をサポートする緩和ケア．コスモス・ライブラリー
・Kübler-Ross E（1969）/川口正吉訳（1971）死ぬ瞬間——死にゆく人々との対話．読売新聞社
・Kübler-Ross E（1978）/霜山徳爾，沼野元義訳（1982）生命ある限り——生と死のドキュメント．産業図書
・倉嶋厚（2004）やまない雨はない——妻の死，うつ病，それから…．文藝春秋

L
・Lawrence L（1992）"Till death do us part" : the application of object relations theory to facilitate mourning in a young widows' group. Soc Work Health care　16（3）：67-81
・Leick N, Davidsen-Nielsen M（1991）/平山正実，長田光展監訳（1998）癒しとしての痛み——愛着，喪失，悲嘆の作業．岩崎学術出版社
・Lorenz L（1998）Selecting and implementing Support Groups for Bereaved Adults. Cancer Pract　6（3）：161-166

M
・宮本真巳，小宮敬子，広瀬寛子他（1995）精神看護における継続教育の方法論に関する研究——事例検討会の分析から．精神保健看護会誌　4（1）：1-12

・宮本真巳（1997）精神科看護の方法（日本精神科看護技術協会編，精神科看護の専門性をめざして　専門基礎編［上］．中央法規出版）pp. 157-177

N
・中井久夫，山口直彦（2001）看護のための精神医学．医学書院
・成田善弘（1993）精神療法の経験．金剛出版
・成田善弘（1999）精神療法の技法論．金剛出版
・Neimeyer RA（2002）/鈴木剛子訳（2006）〈大切なもの〉を失ったあなたに――喪失をのりこえるガイド．春秋社
・日本精神保健福祉士協会，日本精神保健福祉学会監修（2004）精神保健福祉用語辞典．中央法規
・野島一彦（1999）グループ・アプローチへの招待．現代のエスプリ　385：5-13
・野口裕二（2002）物語としてのケア――ナラティヴ・アプローチの世界へ．医学書院
・野村直樹（1999）無知のアプローチとは何か（小森泰永，野口裕二，野村直樹編著，ナラティブ・セラピーの世界．日本評論社）pp. 167-186

P
・Parkes CM（1970）The first year of bereavement : a longitudinal study of the reaction of London widows to the death of their husbands. Psychiatry　33（4）：444-467
・Parkes CM（1972）/三野善央・曽根維石訳（1993）死別――遺された人たちを支えるために．メディカ出版

R
・Riessman F（1965）The "helper therapy" principle. Social Work　10（2）：27-32
・Rogers CR（1955）/友田不二男編訳（1969）カウンセリングの立場．岩崎学術出版社
・Rogers CR（1962）/畠瀬稔編訳（1967）人間関係論．岩崎学術出版社
・Rogers CR（1970）/畠瀬稔，畠瀬直子訳（1982）エンカウンター・グループ――人間信頼の原点を求めて．創元社

S
・戈木クレイグヒル滋子（1999）闘いの軌跡――小児がんによる子供の喪失と母親の成長．川島書店
・坂口幸弘（2000）遺族の自助グループへの参加意思に関する検討．日本保健医療行

動科学会年報　15：220-235
・坂口幸弘（2001）配偶者との死別における二次的ストレッサーと心身の健康との関連．健康心理学研究　14（2）：1-10
・坂口幸弘，柏木哲夫，恒藤暁（2001）配偶者喪失後の精神的健康に関連する死別前要因に関する予備的研究．死の臨床　24（1）：52-57
・坂口幸弘，恒藤暁，柏木哲夫他（2002）遺族の感情表出が精神的健康に及ぼす影響――感情表出は本当に有効な対処方法なのか．死の臨床　25（1）：58-63
・坂口幸弘（2005）グリーフケアの考え方をめぐって．緩和ケア　15（4）：276-279
・Sanders CM（1992）/白根美保子訳（2000）家族を亡くしたあなたに　死別の悲しみを癒すアドバイスブック．筑摩書房
・Sandler IN, Wolchik SA, Ayers TS（2008）Reslience rather than recovery : a contextual framework on adaptaion following bereavement. Death Stud　32（1）：59-73
・Scannell-Desch E（2003）Women's adjustment to widowhood : theory, research, and interventions. J Psychosocial Nurs Ment Health Serv　41（5）：28-36
・瀬藤乃理子，丸山総一郎（2010）複雑性悲嘆の理解と早期援助．緩和ケア　20（4）：338-342
・白石弘巳（2006）うつ病の家族を支える（白石弘巳・田上美千佳編著，事例にみるうつ病の理解とケア．精神看護出版）pp. 69-88
・Shneidman ES（1973）/白井徳満，白井幸子，本間修訳（1980）死にゆく時――そして残されるもの．誠信書房
・Spiegel D, Classen C（2000）/朝倉隆司，田中祥子監訳（2003）がん患者と家族のためのサポートグループ．医学書院

T
・高橋祥友，福間詳編（2004）自殺のポストベンション――遺された人々への心のケア．医学書院
・高松里（2004）サポート・グループとは何か？（高松里編，セルフヘルプ・グループとサポート・グループ実施ガイド：始め方・続け方・終わり方．金剛出版）pp. 15-30
・高松里編（2009）サポート・グループの実践と展開．金剛出版
・武井麻子（2001）感情と看護――人とのかかわりを職業とすることの意味．医学書院
・武井麻子（2009）看護における感情労働と看護師のメンタルヘルス（武井麻子，末安民生，小宮敬子他，系統看護学講座　専門分野Ⅱ　精神看護の展開　精神看護学［2］．医学書院）pp. 320-339

V
・Varley S（1984）/小川仁央（1986）わすれられないおくりもの．評論社

W
・鷲田清一（1999）「聴く」ことの力——臨床哲学試論．TBSブリタニカ
・鷲田清一（2000）そこにいる力，聴くことの力．ターミナルケア　10（3）：199-204
・渡辺忠（1989）企業におけるメンタルヘルス（竹内常雄編著，産業心理学入門．八千代出版）pp. 127-161
・Weisman AD（1972）/高橋祥友，宇田川雅彦，小野瀬博訳（1992）死をどう受け止めるか——末期患者の否認と受容の心理．中央洋書出版部
・Worden JW（1991）/鳴澤實監訳（1993）グリーフカウンセリング——悲しみを癒すためのハンドブック．川島書店
・World Health Organization（2002）National cancer control programmes : policies and managerial guidelines. 2nd edition, p. 84

Y
・Yalom ID, Vinogradov S（1988）Bereavement Groups : techniques and themes. Int J Group psychother　38（4）：419-446
・Yalom ID, Vinogradov S（1989）/川室　優訳（1991）グループサイコセラピー——ヤーロムの集団精神療法の手引き．金剛出版

# 索 引

## あ

愛他主義 71
明智 183
アセスメント，悲嘆の 62
アドバイス 58
アドバイス，子どもをもつ人への 48
安心感 192

## い

怒り 56, 154, 183, 186
異質性 73
位相理論 39
遺族会 45, 77
遺族カウンセリング 45
遺族ケア 37, 45
遺族調査 27
遺族の語り 21, 102
遺族のためのサポートグループ 79, 191
遺族へのかかわり 59
痛みのコントロール 203
イニシエーション 59, 88
意味再構成の理論 42
インフォームドコンセント 90

## う

ウォーデン 38, 42, 45, 56, 61, 76, 80, 84, 87, 91, 106
運営の流れ，サポートグループの 79

## え

江藤 35
絵本 116
エンカウンター 68
エンカウンターグループ 68, 194
エンバーミング 48
エンパワーメント 96

## お

OB会 92
置き換え 180
落ち込むこと 184
思い出の品 87, 102

## か

回復 44
開放型悲嘆グループ 93
カウンセラー 56
核家族化 36
家事 57
家族・遺族が傷つけられる言葉 32
家族関係の悪化 36
家族ケア 48, 75
家族志向グリーフセラピー 75
家族を対象としたグループアプローチ 75
課題理論 42
語り 200
語ること 127, 150
葛藤 166
悲しみ 22
悲しみの置き換え 25
河合 77
がん患者 75, 158
看護師自身の悲嘆 149
看護師のグリーフケア 149
看護師のためのセルフサポート 210
看護師へのサポート 185
患者の人権 154
感受性訓練グループ 68
感情表出 53, 91, 117
感情ルール 152
感情労働 152
感情を包み込む容器 151

神田橋 165, 182, 209
緩和ケア 37, 75, 153, 194

## き

傷つけられる言葉，家族・遺族が 32
キセイン 75, 76
気分プロフィール検査（POMS） 90
希望 167
キューブラー＝ロス 39, 43, 167, 179
共感 52, 92
共感ストレス 153
共感的理解 165

## く

空間づくり 212
苦悩 183
倉嶋 35
グリーフ 38
グリーフカウンセリング 45
グリーフケア 37, 45
――, 遺族の 34
――, 看護師の 149
グリーフケアの時期 61
グリーフケアのポイント 52
グリーフケアの理論と現状 34
グリーフセラピー 45
グリーフワーク 38, 42, 97
グループアプローチ 67
――, 遺族を対象とした 76
――, 家族を対象とした 75
グループアプローチの本質 72
グループアプローチのレビュー 75
グループカウンセラー 69
グループカウンセリング 69
グループセラピー 73
グループダイナミクス 69, 93, 127, 197
グループ療法 45

苦しみ 166

## け

経済的問題 36
傾聴 164
ゲシュタルトグループ 68
現代社会の孤独 36

## こ

後悔 24
構成的エンカウンターグループ 68
コーピング方法 71
ゴールドシュタイン 77
心の整理法 210
個人カウンセラー 69
孤独 23
子どもの死 34
子どもの「死の概念」の発達 49
子どもへの病気の説明の仕方 51
子どもをもつ人へのアドバイス 48
コミュニケーション 68, 173
コラージュ 114, 210, 215

## さ

戈木 77
サイコセラピーアプローチ 43
坂口 27, 36, 54
支え合うこと 156
サポート，看護師への 185
サポートグループ 70, 79, 191
サポートグループ研究 77
サリバン 182
参加動機 95

## し

ジェンドリン 210

| | |
|---|---|
| 自己一致 | 155, 182, 205 |
| 自己開示 | 207 |
| 自殺 | 61, 188 |
| 支持的アプローチ | 59, 93 |
| 自助グループ | 70 |
| 自責感 | 187 |
| 質問紙調査 | 36 |
| 死別 | 38 |
| 死別ケア | 37, 45 |
| 死別後の雑事 | 36 |
| 死別サポートグループ | 191 |
| 死別サポートグループ研究 | 77 |
| 死別の悲しみの自己診断表 | 90 |
| 思慕 | 23 |
| 周囲との人間関係 | 36 |
| 集団精神療法 | 67 |
| 手記 | 35 |
| シュナイドマン | 179 |
| 受容 | 52, 71 |
| 情緒的サポート | 45, 70 |
| 情報的サポート | 45, 70 |
| 将来の不安 | 24 |
| 白石 | 69 |
| 自立訓練法 | 213 |
| 事例検討 | 150, 196 |
| 心理教育 | 69, 93 |

## す

| | |
|---|---|
| ストレス | 38 |
| ストレスマグニチュード | 34 |
| ストレッサー | 36 |
| スピーゲル | 71, 75 |
| スピリチュアリティ | 115 |
| スピリチュアル | 113 |

## せ

| | |
|---|---|
| 精神症状 | 60 |
| 精神疾患 | 29 |

| | |
|---|---|
| セデーション | 203 |
| セルフサポート，看護師のための | 210 |
| セルフヘルプグループ | 37, 70 |
| 漸進性筋弛緩法 | 213 |
| せん妄 | 29 |

## そ

| | |
|---|---|
| 葬儀 | 50, 77 |
| 喪失体験 | 38 |
| ソーシャルサポート | 37, 95 |

## た

| | |
|---|---|
| 対決 | 207 |
| 退行 | 180 |
| 対人関係 | 68 |
| 高橋 | 187 |
| 高松 | 70, 94 |
| 武井 | 151, 152 |
| 他者への表出 | 54 |
| 段階理論 | 39 |
| 探索行動 | 39 |

## ち・つ

| | |
|---|---|
| 知識の提供 | 58 |
| チャイルド・ライフ・スペシャリスト | 50 |
| 直面化 | 59, 183, 207 |
| 治療的介入 | 45 |
| 繋がりの回復 | 67, 72, 74 |

## て

| | |
|---|---|
| データ収集 | 90 |
| 適応 | 44 |
| デスカンファレンス | 150, 201 |

## と

道具的サポート　45
トレーニンググループ　68
ドロップアウト　91

## な

中井　182
泣くこと　54
ナラティブ　199
成田　207

## に・の

ニーメヤー　42
二次的ストレッサー　36
二次被害　150, 187
日常生活上の困難　36
日常生活での苦労　25
乳がん患者　75
認知症　29
野島　67

## は

パークス　34, 38, 39, 54, 61, 62, 76
バーンアウト　153, 191
配偶者の死　34

## ひ

悲哀のプロセス　39
悲哀・喪　38
非言語的コミュニケーション　181
非構成的エンカウンターグループ　69
悲嘆　38, 47, 149, 181
　――，看護師自身の　149
悲嘆援助　93, 95
悲嘆からの回復過程　40, 126
悲嘆作業　38, 42, 55
悲嘆に関するミニレクチャー　93, 116
悲嘆のアセスメント　62
悲嘆療法　93, 95
悲嘆を悪化させる因子　62
否認　179
病的悲嘆　38
開かれたグループ（open group）　78, 82
ビリーブメント　38

## ふ

ファシリテーション　91
ファシリテーター　56, 68, 93, 94
夫婦の情　25
フェルトセンス　210
フォーカシング　210
藤井　49

## へ

ベーシックエンカウンターグループ　68
ヘッキ　60
ヘルパーセラピー原則　70, 71

## ほ

防衛規制　179
暴力，暴言　154, 186
ボウルビィ　39, 56
ホームズ　34
ホスピス　77

## み・む

看取り　187
宮本　197
無知のアプローチ　200

## も

物語 ...... 200
喪の作業 ...... 205
モラールサポート ...... 70

## や・ゆ・よ

ヤーロム ...... 72, 73, 77, 87, 100
夢を語る ...... 110
抑うつ ...... 41

## り

リースマン ...... 70
リスクファクター，暴力を起こしやすい
　患者の ...... 188
理想的自己開示 ...... 209
リラクセーション ...... 210, 213
理論と現状，グリーフケアの ...... 34

## れ

レイク ...... 34, 42, 55,
　56, 62, 76, 80, 82, 83, 84, 87, 93, 149
レクチャー ...... 116
レジリエンス（レジリアンス） ...... 44, 96
レビュー，グループアプローチの ...... 75
レベンソン ...... 208

## ろ

ローレンス ...... 141
ローレンツ ...... 77, 91
ロジャーズ ...... 68, 155

## わ

ワイスマン ...... 180
鷲田 ...... 165, 166

好評既刊

# 看護カウンセリング 第❷版

看護カウンセリングの役割や実践方法を明確に解説。
第2版では，看護カウンセリングの役割や実践方法を明確にするとともに，著者が積み重ねてきた「看護カウンセリング室」での実践を紹介。
さらに緩和ケア領域における，がん患者に対する看護カウンセリングをはじめ，終末期の患者を持つ家族ケアも論じている。
またサポートグループの必要性や役割についても紹介している。

● 目次

### 第Ⅰ部 総論

- 第1章 看護カウンセリングの学問的位置づけ
- 第2章 看護カウンセリングの臨床的位置づけ
- 第3章 看護カウンセリングの基本的姿勢
- 第4章 看護カウンセリングの発展に向けて

### 第Ⅱ部 各論

- 第1章 看護カウンセリングの方法論
- 第2章 看護カウンセリングの実際
- 第3章 看護カウンセリングの機能
- 第4章 看護カウンセリングの拡大：サポートグループ
- 終 章 生きるということ：患者・家族とナース・カウンセラーの体験世界

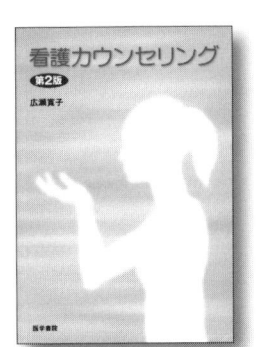

著：広瀬 寛子
判型：A5／頁：320
発行：2003年4月
定価：本体2,800円＋税
ISBN978-4-260-33257-6